JN025467

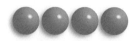

健康・医療心理学 入門

健康なこころ・身体・社会づくり

島井哲志・長田久雄・小玉正博［編］

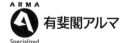

ARMA
有斐閣アルマ
Specialized

この 10 年間に起きた，心理学領域での大きな変化は，心理学の国家資格である「公認心理師」制度がはじまったことだといえるでしょう。大学で心理学を専門として学んで，さらに大学院で心理学を学ぶと同時に実習を経て国家試験に合格した方々が，さまざまな場面で公認心理師として活躍する時代が近づいてきています。

その人たちが実力を発揮することで，これまでよりも多様な領域で，心理学の専門家が知識や技術を活かして社会貢献していくことが期待されています。一方で，現在，心理専門職者（以下，心理職と略す）の約 4 割が活動していると考えられている医療と健康の領域でも，心理職がこれまで以上に活躍することが期待されます。

これは，国家資格をもつことで，心理職の提供する心理サービスが，社会保険制度によって正式にサポートされやすくなり，利用者がより活用しやすくなると予想されるからです。そして，これが実現するためには，他の医療サービスと同じように，この制度で社会的にサポートするだけの値打ちがあると評価される成果が得られる必要があります。

このことは，新しくはじまった公認心理師制度が医療と健康の領域で本当に役立つものとなるためには，公認心理師が，これまで以上に質が高く，医師・看護師や社会保険に携わる人たちからも高く評価され尊重されるに値する知識と技術を発揮していく必

要がある，ということを意味しています。

　つまり，いま心理学の専門家をめざす人たちには，すでにある心理学領域の知識や技術を学んで身につけるだけではなく，さらに，それを発展させて豊かにしていくことが求められているといえます。それは，国家試験に合格することを目的として学ぶこととは，明らかに違います。

　2009 年に刊行され，本書の前身となった『健康心理学・入門』は，ありがたいことに，まだ，ごく少数の大学にしか健康心理学という授業がなかったときから，健康心理学領域を先導する教科書として多くの方々に支持されてきました。今回は，上で述べた時代の変化に応じて，前著の枠組みは活かしつつも，この領域がめざす方向性をより理解しやすく示すことを心がけました。内容を最新のものにするとともに，一方で取り上げるテーマを精選して各章をコンパクトに，他方で産業や災害などに関係する内容の章を新たに追加して，新しい教科書として編集しています。また，公認心理師養成の授業でより用いやすいように，書名も『健康・医療心理学 入門』と新しくしました。

　第Ⅰ部「健康・医療心理学とは何か」では，健康・医療心理学が柱とする 3 つの観点である，健康の増進，リスクの予防と，臨床健康心理学を概説しています。これは，全体の展望を示すものです。そして，第Ⅱ部「ウェルビーイングの心理学」では，ストレス，食生活，身体活動・睡眠というウェルビーイングを支える習慣へのアプローチを，第Ⅲ部「健康リスクと支援の心理学」では，感情と健康リスク，依存を中心とする健康リスク，発達に伴う健康リスク，職場の健康リスクを取り上げて，健康リスクのある集団へのアプローチを，第Ⅳ部「健康・医療心理学の課題」で

は，医療における行動と心理，生活習慣病やがんの人たちへのアプローチ，チーム医療を含む医療でのコミュニケーション，災害時の健康，および，これらを支える法律や制度を取り上げています。

　この領域の心理学はまだまだ発展途上にあります。次の 20 年には，さらに新しい研究実践が発展していくと考えられます。この領域に興味をもち，その時代を担っていく皆さんの活躍のために，本書がささやかでも役に立てば喜びです。

　最後になりましたが，本書の発刊にあたり，有斐閣書籍編集第2部の中村さやか氏，藤澤秀彰氏，堀奈美子氏には大変お世話になりました。執筆者を代表し，3氏の熱意とご努力にこころより感謝申し上げます。

　　2020 年 1 月

島井哲志・長田久雄・小玉正博

執筆者紹介

島井　哲志（しまい　さとし）　　　担当：第 1, 6（共著）, 15 章 **1〜3** 節
　　　　　　　　　　　　　　　　　第 I, Ⅱ 部編集代表

　現　　職　　関西福祉科学大学心理科学部教授
　主　　著　　『幸福の構造——持続する幸福感と幸せな社会づくり』有斐閣，
　2015 年／『ポジティブ心理学入門——幸せを呼ぶ生き方』星和書店，
　2009 年／『「やめられない」心理学——不健康な習慣はなぜ心地よいの
　か』集英社，2008 年／『吸う——喫煙の行動科学』二瓶社，2009 年

長田　久雄（おさだ　ひさお）　　　　　　　　　　担当：第 2 章
　　　　　　　　　　　　　　　　　第Ⅲ部編集代表

　現　　職　　桜美林大学大学院特任教授
　主　　著　　『家族のココロを軽くする認知症介護お悩み相談室』中央法規，
　2014 年／『超高齢社会を生きる——老いに寄り添う心理学』（共編）誠
　信書房，2016 年

小玉　正博（こだま　まさひろ）　　　担当：第 3, 7（共著）, 11, 15 章 **4・5** 節
　　　　　　　　　　　　　　　　　第Ⅳ部編集代表

　現　　職　　筑波大学名誉教授
　主　　著　　『折れない心 しなやかな心をつくる——レジリエンス』（監修）
　合同出版，2019 年／『へこんでも折れないレジリエンス思考——復元力
　に富む「しなやかな心」のつくり方』河出書房新社，2014 年／『生涯発
　達の中のカウンセリングⅣ 看護現場でいきるカウンセリング』（共編）
　サイエンス社，2014 年／『生涯発達の中のカウンセリングⅢ 個人と組
　織が成長するカウンセリング』（共編）サイエンス社，2012 年

*

川崎　直樹（かわさき　なおき）　　　　　　　　　　担当：第 4 章
　現　　職　　日本女子大学人間社会学部教授
　主　　著　　『自己愛の心理学——概念・測定・パーソナリティ・対人関係』
　（共編著）金子書房，2011 年／『スタンダード臨床心理学』（分担執筆）
　サイエンス社，2015 年／『保健と健康の心理学標準テキスト 4 臨床健康
　心理学』（分担執筆）ナカニシヤ出版，2017 年

長谷川 智子（はせがわ ともこ）　　　　　　　　担当：第 5 章

　現　職　　大正大学心理社会学部教授

　主　著　　『子どもの肥満と発達臨床心理学』川島書店，2000 年／『子どもと食——食育を超える』（分担執筆）東京大学出版会，2013 年／『若者たちの食卓——自己，家族，格差，そして社会』（共編著）ナカニシヤ出版，2017 年／『食行動の科学——「食べる」を読み解く』（分担執筆）朝倉書店，2017 年

豊沢 純子（とよさわ じゅんこ）　　　　　　　担当：第 6 章（共著）

　現　職　　大阪教育大学教育学部教授

　主　著　　「危険予測と対処行動を学ぶ防災教育の効果——小学校低学年に対する実践から」（共著）『教育心理学研究』67，2019 年／「割引食品に対する衝動性と生活史の関係」（共著）『社会心理学研究』34，2018 年／「110 番通報要領に関する事前知識が通報の正確性と迅速性に与える影響——模擬場面における訓練効果」（共著）『応用心理学研究』43，2017 年

後藤 和史（ごとう かずふみ）　　　　　　　担当：第 7 章（共著）

　現　職　　北陸大学国際コミュニケーション学部准教授

　主　著　　「夢見体験からみたアレキシサイミア傾向と内的体験の言語的表現との関係」（共著）『カウンセリング研究』33，2000 年／「アレキシサイミア空間——異常心理学のひとつの観点として」『イメージ心理学研究』10，2012 年／「教職員のわいせつ行為のニュース記事のテキストマイニングによる分析(3)—— 18 歳以上を性的対象としたケース」『瀬木学園紀要』14，2019 年

山田 冨美雄（やまだ ふみお）　　　　　　　　担当：第 8 章

　現　職　　関西福祉科学大学名誉教授

　主　著　　『実践！ 健康心理学』（分担執筆）北大路書房，2022 年／『健康・医療心理学』（分担執筆）遠見書房，2021 年／『健康・医療心理学』（分担執筆）医歯薬出版，2018 年／『生理心理学と精神生理学 第 I 巻 基礎』（共編）北大路書房，2017 年／『震災後の親子を支える——家族の心を守るために』（分担執筆）誠信書房，2016 年

大竹 恵子（おおたけ けいこ）　　　　　　　　担当：第 9 章

　現　職　　関西学院大学文学部総合心理科学科教授

　主　著　　『女性の健康心理学』ナカニシヤ出版，2004 年／『ポジティブ心理学—— 21 世紀の心理学の可能性』（分担執筆）ナカニシヤ出版，2006 年／『健康とくらしに役立つ心理学』（共編著）北樹出版，2009 年／『保健と健康の心理学標準テキスト 1 保健と健康の心理学——ポジティブヘルスの実現』（編著）ナカニシヤ出版，2016 年

大塚　泰正（おおつか やすまさ）　　　　　　　担当：第 10 章 1～3 節
　現　職　　筑波大学人間系心理学域教授
　主　著　　『産業・組織心理学講座 第 4 巻 よりよい仕事のための心理学
　　——安全で効率的な作業と心身の健康』（分担執筆）北大路書房，2019
　　年／『Q&A で学ぶワーク・エンゲイジメント——できる職場のつくり
　　かた』（共編）金剛出版，2018 年／『保健と健康の心理学標準テキスト 5
　　産業保健心理学』（分担執筆）ナカニシヤ出版，2017 年／『ワーク・エ
　　ンゲイジメント——基本理論と研究のためのハンドブック』（共同監訳）
　　星和書店，2014 年

島津　明人（しまず あきひと）　　　　　　　　担当：第 10 章 4 節
　現　職　　慶應義塾大学総合政策学部教授
　主　著　　『新版 ワーク・エンゲイジメント——ポジティブ・メンタルヘ
　　ルスで活力ある毎日を』労働調査会，2022 年／『Q&A で学ぶワーク・
　　エンゲイジメント——できる職場のつくりかた』（編集代表）金剛出版，
　　2018 年／『産業保健スタッフのためのセルフケア支援マニュアル——ス
　　トレスチェックと連動した相談の進め方』（共編）誠信書房，2016 年／
　　『職場のストレスマネジメント——セルフケア教育の企画・実施マニュア
　　ル（CD 付き）』（編著）誠信書房，2014 年

東海林　渉（しょうじ わたる）　　　　　　　　担当：第 12 章 1・2 節
　現　職　　東北学院大学人間科学部准教授
　主　著　　『糖尿病医療者のための災害時糖尿病診療マニュアル』（分担執
　　筆）文光堂，2014 年／『保健と健康の心理学標準テキスト 4 臨床健康心
　　理学』（分担執筆）ナカニシヤ出版，2017 年／『家族心理学年報 37 保健
　　医療分野に生かす個と家族を支える心理臨床』（分担執筆）金子書房，
　　2019 年

大木　桃代（おおき ももよ）　　　　　　　　　担当：第 12 章 3 節
　現　職　　文教大学人間科学部心理学科教授
　主　著　　『ナースの悩みに応えます！——心理学的手法で対応した看護事
　　例集 患者・家族編』（共編）真興交易医書出版部，2017 年／『がん患者
　　のこころに寄り添うために——サイコオンコロジーの基礎と実践 サイコ
　　ロジスト編』（編著）真興交易医書出版部，2014 年／『日々の生活に役
　　立つ心理学』（共編著）川島書店，2014 年／『ナースが知りたい！患者
　　さんの心理学』（編著）西東社，2013 年

遠藤　公久（えんどう　きみひさ）　　　　　　　　担当：第 13 章
　現　職　日本赤十字看護大学さいたま看護学部教授
　主　著　『がん患者心理療法ハンドブック』（分担訳）医学書院，2013 年
　／『ヒューマンケアと看護学』（分担執筆）ナカニシヤ出版，2013 年／
　『がん患者のこころに寄り添うために——サイコオンコロジーの基礎と実
　践　サイコロジスト編』（分担執筆）真興交易医書出版部，2014 年／『保
　健と健康の心理学標準テキスト 1　保健と健康の心理学——ポジティブヘ
　ルスの実現』（分担執筆）ナカニシヤ出版，2016 年

杉浦　義典（すぎうら　よしのり）　　　　　　　担当：第 14 章（共著）
　現　職　広島大学大学院人間社会科学研究科准教授
　主　著　『臨床心理学研究法 4　アナログ研究の方法』新曜社，2009 年／
　『他人を傷つけても平気な人たち——サイコパシーは，あなたのすぐ近く
　にいる』河出書房新社，2015 年／『マインドフルネス——基礎と実践』
　（分担執筆）日本評論社，2016 年／『私たちはまだマインドフルネスに
　出会っていない——心理学と仏教瞑想による創発的対話』（共著）日本評
　論社，2022 年

竹林　由武（たけばやし　よしたけ）　　　　　　担当：第 14 章（共著）
　現　職　福島県立医科大学医学部健康リスクコミュニケーション学講座助教
　主　著　The trajectories of local food avoidance after the Fukushima
　Daiichi nuclear plant disaster: A five-year prospective cohort study.（共
　著）*International Journal of Disaster Risk Reduction*, 46, 2020 年／『ウ
　ェルビーイング療法——治療マニュアルと事例に合わせた使い方』（共同
　監訳）星和書店，2018 年／Well-being and generalized anxiety in Japa-
　nese undergraduates: A prospective cohort study.（共著）*Journal of
　Happiness Studies*, 19, 2018 年／Risk perception and anxiety regarding
　radiation after the 2011 Fukushima nuclear power plant accident: A
　systematic qualitative review.（共著）*International Journal of Environ-
　mental Research and Public Health*, 14, 2017 年

第 **III** 部
健康リスクと支援の心理学

第 **7** 章　　*感情と健康リスク*　　　　　107

第12章 健康・医療心理学の臨床的展開 199

第13章 医療におけるコミュニケーションと課題 221

第14章　災害による健康リスクと支援　　241

★ *Column* 一覧

イラスト　露木　茜

健康・医療心理学とは何か

　病気や健康は，誰にとっても身近な問題であり，病気にならずに健康であり続けたいというのは，誰もの願いであるといえる。これを実現するために保健医療制度やさまざまな施設が用意されており，病気になったときには，病院に行きお医者さんを頼りにする。一方，医薬品や医学的検査など，化学や工学などの領域からも，さまざまに医療に役立つ技術が発展してきた。これらの技術と同じように，健康・医療心理学は，心理学が蓄積してきた知識に基づいて，可能な限り病気にならずに心身ともに健康であり続けるための支援を行う応用領域である。

　第 I 部では，健康に対して，心理学からはどのような応用が可能なのかを 3 つの観点から考えていく。すなわち，健康な人たちが健康であり続けるという観点，健康上のリスクをもつ人たちが病気になるのを予防するという観点，病気の人がよりよい状態を実現するための観点である。

健康とウェルビーイング

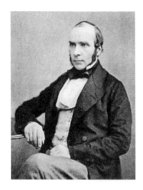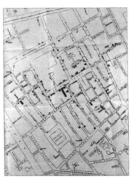

（出所）　ヘンペル，2009。

▲1854 年にロンドンでコレラが流行したときに，ジョン・スノウ（左）は，詳細な調査をもとに，ブロード・ストリートの流行の原因がポンプ井戸の水であることを推測し，その使用を停止するという対策を提案した（右はスノウが作成した疾病地図）。

この章で学ぶこと ●●●●●●●●●●●●●●●●

　この章では，健康・医療心理学全体の歴史を概観し，その中心となる健康増進活動に焦点をあてて解説する。健康・医療心理学の導入として，健康・医療心理学の定義，健康と疾病の歴史的展望，健康の定義，健康と疾病の生物医学モデルと生物心理社会モデル，健康と疾病への心理学からのアプローチの必要性を理解してほしい。健康増進活動の内容としては，疾病予防と健康増進の社会的役割と必要性，および，社会的な観点からみた健康・医療心理学の今日の役割と健康格差などの取り組むべき課題を理解してほしい。

1 健康・医療心理学とは何か

健康・医療心理学の立場

健康・医療心理学は心理学の応用領域の1つということができる。これは、心理学の知識を基盤として心身の健康づくりを行うものである。このとき、健康・医療心理学には2つの側面がある。1つは、心理学の応用的な専門領域としての健康・医療心理学であり、もう1つは、健康・医療諸科学の一員としての健康・医療心理学である（図1-1）。

心理学の応用領域という点からは、心理学の関連知識をもつことが健康・医療心理学を発展させるために必要である。一方、健康・医療諸科学の一員という点からは、他の医療領域や専門家と知識を共有し、協働する価値のあるスキルをもつことが重要となる。健康・医療心理学は、今後、心理学の専門家が社会貢献していくにあたって特に期待されている領域であるため、本書では最新の研究や活動内容を盛り込んで、この2つの知識や技術を同時に習得することをめざす。

また、健康・医療心理学は、本来、知識として理解するだけではなく実践するものである。したがって、健康・医療心理学を学ぶことで、自分の生活や習慣を見直し、知識を自分自身の健康づくりにつなげてほしい。それは、周囲の人たちの健康づくりを援助する基礎となるからだ。

本節では、健康・医療心理学を理解するにあたって、はじめに、病気と健康の歴史と、今日の問題を考える。人類の求める健康と

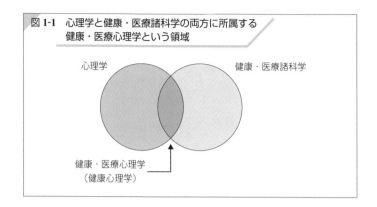

図 1-1　心理学と健康・医療諸科学の両方に所属する健康・医療心理学という領域

心理学　　　　　　　　　　　健康・医療諸科学

健康・医療心理学
（健康心理学）

幸福という文脈の中で，健康・医療心理学の領域がもつ役割とその意義を理解してほしい。なお，この領域は伝統的には，健康心理学と呼ばれてきた（第3章参照）。したがって，短く表現するときには，健康心理学と呼ぶことが多い。逆にいえば，健康・医療心理学という呼び方は将来への期待を含んだものといえる。

病気と健康の歴史　疾病の発生を統計的に解析して，その発生や予防を提案することは，伝染病であるコレラの流行を食い止めようとした J. スノウの活動にはじまる（本章扉）。このときスノウは，正確な原因を知るには至らなかったものの，どのような条件でコレラが発生しやすいのかを突きとめ，そこからコミュニティがとるべき予防策を提案し，それはロンドンの上下水道という社会基盤の整備につながっていった。健康・医療心理学は，この実践的な科学の伝統のもとにある。

　コレラは昔の話ではない。かつてまったくコレラの感染がみられなかったハイチでは，2010 年の大地震後にコレラが流行し 1 万人近くが死亡した。コレラ菌の科学的知識も現代の医療技術も，

表 1-1　健康・医療心理学の下位領域

臨床領域 　個人の生活習慣の改善・治療 　2 次予防と 3 次予防	公衆衛生領域 　生活，労働条件 　健康教育，健康増進，1 次予防
コミュニティ領域 　コミュニティづくり 　アクション・リサーチ	政策・文化領域 　社会経済，文化，環境条件 　政策と社会構造の批判と計画

（出所）　Marks et al., 2005 を改変。

社会基盤のない地域では有効ではなかったのである。そして，この流行が，地震災害のために派遣された PKO 部隊によってもち込まれたものであることを国連が認めるまでに，6 年以上の歳月を要したということも，心に留めておくべきだろう。

　伝染病の社会的影響が低下したのは，ワクチンの開発や抗生物質の発見と利用だけではなく，予防のための上下水道の整備や検疫制度などの社会基盤をつくる活動が成果をあげたことによる。その結果として，世界保健機関（WHO）は 1980 年に天然痘の根絶を宣言するに至ったのである。

　歴史を振り返ると，樋口一葉（享年 24 歳）や石川啄木（同じく27 歳）など明治の文学者たちの中には結核のために亡くなった人たちが多いが，結核は 1950 年頃までは日本中に蔓延して「国民病」と呼ばれ，命を落とす病気の代表格だった。その後もエボラ出血熱や HIV/AIDS など新しい感染症が問題となり，21 世紀に

★ 海外渡航と感染症　　　　　　　　　　　　　　　　　　　　　　　Column ❶
　海外にはさまざまな伝染力の強い感染症の流行している地域がある。国内への感染症の流入を防ぐための取り組みが，空港でみかける検疫である。外務省では，渡航する人に向けて国別の安全情報をホームページでも提供している（巻末の引用・参照文献を参照）。

なってからも，重症急性呼吸器症候群（SARS）や高病原性鳥インフルエンザが発生した。のみならず，結核も再び流行する可能性が指摘されており，新興感染症や再興感染症への対応のために，1999年から伝染病予防法等に代わり感染症法が施行され，状況に合わせて施行規則が改訂されている。

| 今日の健康問題 |

近年，日本の平均寿命（その年に出生した人の寿命の予測年数）は，モナコ，シンガポール，マカオ，サンマリノなどの諸国とともに，世界的にみてきわめて高い水準にあり，特に女性ではきわめて高い。これは，日本の生活水準の向上や，医療技術の進歩と普及，公衆衛生の浸透などに支えられている。

このことは疾病構造の変化となって現れている。疾病構造の指標の1つである死因別死亡率の年次推移をみると，1950年に最大であった結核は急速に減少し，近年では，がん（悪性新生物），心疾患，脳血管疾患，および肺炎という4大死因が中心となっている（図1-2）。

これらの疾患が増加したのは，先に述べた感染症の予防や治療の結果として若年死が減少し，結果的に高齢者層が増えたことによるが，食生活・食習慣の変化，あるいは電化製品・自家用車の普及などによる日常生活や生活環境の多面的な変化の影響を受けている。その最たるものは，生活習慣病と呼ばれるものであり，「食習慣，運動習慣，休養，喫煙，飲酒等の生活習慣が，その発症・進行に関与する疾患群」と定義されている。

循環器系疾患のリスク要因の大きなものとしては肥満があげられる。おいしい食べ物がいつでも手に入る環境はエネルギーの過剰摂取を促進し，日常生活の活動不足によって消費エネルギーが

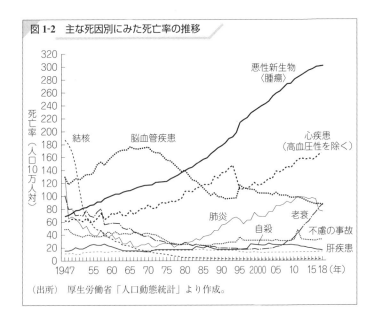

図1-2　主な死因別にみた死亡率の推移

死亡率（人口10万人対）

悪性新生物〈腫瘍〉

結核

脳血管疾患

心疾患（高血圧性を除く）

肺炎

自殺

老衰

不慮の事故

肝疾患

1947　55　60　65　70　75　80　85　90　95　2000　05　10　15 18（年）

（出所）　厚生労働省「人口動態統計」より作成。

減少すれば，仕事に追われて時間的余裕のない中年男性を中心に肥満が増大するのは当然である。これに対して，若い女性では痩身願望が広がっており，むしろやせの蔓延が問題となってきている。

　喫煙は，心筋梗塞への悪影響と同様に，がんへの影響が疫学的に実証されており，たばこの箱には警告表示が印刷されている。これは，WHOの「たばこの規制に関する世界保健機関枠組条約」が発効したことによる。しかし，日本人の成人男性の喫煙率は世界的には高いレベルにあり，また若年女性の喫煙率の増加などの問題に十分に対応できていない。

　したがって，さらに健康で長生きすることをめざすためには，これまでの対策に加えて，適切な食事，適度な運動，禁煙などの

健康的な生活習慣を形成することが，1人ひとりに求められている。日本では，現在，健康寿命の伸延をめざした国民健康づくり運動「健康日本21」を実施し，2002年には健康増進法が成立している。

2 健康の定義とその意義

現代人の健康観

健康とはどういうことなのだろうか。健康は病気の状態ではないということなら，大部分の人は現在入院するような状態ではないので病気ではないということになる。かつては病気ではないことが健康と考えられてきたが，最近では，健康のとらえ方も多様になり，さまざまな活動も含めて総合的な健康をどのようにめざすかに焦点が移ってきている。

メタボリックシンドロームという言葉がある（第5章 *Column* ❻参照）。成人を対象とした特定健診制度の対象となっているが，予備軍も含めた基準では40歳以上の成人男性の約半数があてはまるとされる。その状態がシンドローム（症候群）と呼ぶにふさわしいとすれば，40歳以上の男性の半数は健康でないと提案されているのである。

急性の疾患で命を落とすことが多かった時代には，健康とは病気でないというだけで十分であった。しかし，現在では慢性疾患に焦点が移り，それに伴って健康観は変化している。今では入院していないとか，医者にかかっていないというだけで，「私は健康です」とはいえない時代である。コンビニエンスストアには，

健康のためと謳った飲み物や食べ物が並べられており，それらを買う人は，自分は健康だといいきれないと思っているのだろう。

　私たちはどうやら自分が半健康という状態におかれていると考えているようだ。病気の状態にはないが，全面的に健康だというわけでもないという中間状態である。それは，健康のために日常生活に気をつけるというよい面がある一方で，健康に対する不安が広がり，それが，さまざまな健康法や健康グッズ，健康食品，そしてダイエットなどの健康ブームにつながっているという側面もある。

WHO の健康の定義

1948 年に発効した WHO 憲章前文では，健康の定義は「完全な肉体的，精神的及び社会的福祉の状態であり，単に疾病又は病弱の存在しないことではない」とされている。つまり，何らかの病的な状態のないことでは健康とはいえず，身体的にも精神的にも社会的にも最善の状態であるウェルビーイング（well-being）が目標となるという意味である。このことは，それを実現するためには，単に疾病を予防したり，病的な状態を改善する努力だけでは不十分だということである。健康を実現するためには，より積極的な健康づくりが求められるのである。

　WHO の活動としては，1978 年に，「2000 年までにすべての人に健康を」を目標に，国家や地域が包括的に取り組むべきプライマリヘルスケアという考えを打ち出した，アルマアタ宣言が採択されている。さらに，1986 年にはオタワ憲章が採択され，そこでは，保健政策，支援活動，地域活動，個人スキル，医療の再設定を内容とする，ヘルスプロモーション（健康増進）が提唱されている。

健康の定義に関しては，1998年にWHO憲章全体の見直し作業の中で，「完全な肉体的，精神的，スピリチュアル及び社会的福祉の動的な状態であり，単に疾病又は病弱の存在しないことではない」という案が検討されたことがある。最終的には改正に至らなかったものの，このことは，健康の概念の中に，QOL（quality of life）を支える大きな要因として精神性を含めたいという要請があること，また，健康と疾病の連続性をより重視するという考え方が強まっていることを反映している。

3 医療制度のモデルの変化と生物心理社会モデル

医療制度と生物医学モデル

　私たちは最近まで，伝染病の恐怖とともに生活してきた。多くの人々が，急性の感染症や栄養不足などにより，若くして亡くなっていたのである。そうした中では急性疾患への対応が重要な課題とされ，病気と健康の状態は明確に分かれていて，病気のない状態をつくることが課題となっていた。

　この課題に効果的に対応するべく発展してきたのが現在の医療制度である。そして，それを支えている考え方は生物医学モデルと呼ばれる。生物医学モデルでは，病気は身体的な状態としての疾患と考えられ，身体は心理的・社会的な現象とは独立している。

★QOL　　　　　　　　　　　　　　　　　　　　　　　　　　*Column* ❷
　L（life）は人生とも生活とも訳すことができ，狭義には3次予防などの目標としての生活の質を示す。また広義には，人生の充実感や意義なども含む多面的な目標として，疾病の治療だけに重点がある医療を見直すために提唱されてきた。

そして疾病や身体障害は，損傷や生化学的な不均衡，細菌やウイルスの感染などによって惹き起こされた身体的現象と説明される。

この考え方によれば，特定の病気には特定の病気の原因があるとされる。これが，19世紀から20世紀にかけての数々の治療法の発見を支えた考え方である。そして，病原菌あるいは病原ウイルスを明らかにすることと並行して，それに対する対策としての医薬品，ワクチン，外科治療が開発されてきたのである。

そして，この考え方に基づいて，ゲノム科学を利用した新しい医薬品，コンピュータ断層撮影や核磁気共鳴画像による先端的な診断技術，心臓バイパス手術・臓器移植・顕微鏡手術などの先端的手術，遺伝子診断や遺伝子治療などの先端的な医療技術が，現在も研究・開発され続けている。

生物医学モデルの特徴は，物質主義的で，機械論，還元論であることにある。そこでは，あらゆる現象を最終的には生化学的なはたらきとして実証することができると考えている。疾病の原因として生物学的な原因だけを考えることで，心身二元論の立場に近いことになる。

また，生物医学モデルは，疾病の還元論的なメカニズムに注目する。焦点を障害に絞っているためだが，このために健康よりも疾病を重視し，緊急の対応が求められる急性疾患への対処として相手が望むかどうかに関わりなく介入し治療するという立場であり，父権主義（パターナリズム；第15章 *Column* ❷参照）的であったといえる。

★ 先端医療技術　　　　　　　　　　　　　　　　　　　　　　　　　*Column* ❸
　厚生労働省のホームページで研究事業のサイトをみると，実に多くの研究が行われているが，その相当程度がさまざまな先端的な科学技術を用いたものであり，かなりの研究資金が先端的な医療に投入されていることがわかる。

生物心理社会モデル

実際には，喫煙をしている人たちに対して禁煙を熱心に勧めている良心的な医師が多数いることだろう。しかし，そのような努力は生物医学モデルからは保証されず，医師は禁煙を勧めるだけでは専門職として仕事をしたとは認められない。

　地域や社会の健康づくりは，医学の中では**公衆衛生**（public health）と呼ばれる領域である。しかし，残念ながら医師の中で公衆衛生を志す人は多くない。制度的には，公衆衛生の中核を担うのは保健師であり，部署としては保健所や保健センターになる。そこでは，乳幼児健診，後期高齢者健診，予防接種などの活動を行っているが，変化する時代のニーズにスムーズに対応するのは難しい。健康増進を計画実施するために，心理職による健康・医療心理学の専門知識と実践が求められているといえる。

　2006 年から，日本でも医師は禁煙を望んでいる人たちを援助することによって診療報酬を受け取ることができるようになったが，それは援助ではなく治療としてである。**ニコチン依存症**という疾病があり，対象者はその診断基準を満たすことが求められる。つまり，疾病概念とその診断基準を定めることで喫煙問題の一部に対応したといえる。

　これは，習慣的で重度の喫煙者への援助となる大きな進歩であったが，喫煙者を増やしたいたばこ企業のターゲットとなっている若年女性への禁煙指導や，喫煙者の家族に対する援助はできず，これから喫煙をはじめる可能性のある若者に向けた喫煙防止のは

★ 保健所と保健センター ━━━━━━━━━━━━━━━━━━━ *Column* ❹
　地域保健法に基づき，都道府県，政令指定都市，その他には保健所が設置され，それ以外の市町村には保健センターが設置される。保健所の所長は医師と決められているが，保健センターの大部分に医師はおらず所長は事務職である。

たらきかけからも切り離されている。予防や健康増進ではなく，治療が診療報酬の対象となっているからである。

　このことに例示されるように，生活習慣病に代表される慢性疾患が重要な課題となっている先進諸国においては，生物医学モデルだけでは，その問題に十分に対応できない。早期発見をするとしても疾病になってからしか対応することができないのである。

　この弱点を補うものとして提唱されているのが，生物心理社会モデルである。生物心理社会モデルは，基本的には，健康と病気は，生物的要因，心理的要因，社会的要因の相互作用によって生じると考える。たとえば，生物学的因子として遺伝的な素因，心理的要因として喫煙習慣，社会的因子として医療サービスへの接近の手軽さなどが，特定の疾患（たとえばがん）の発症に影響を与えていると考えるのである。

　生物心理社会モデルは，心身を統合的に考える立場であり，こころと身体はどちらも健康と病気に関わっているという立場である。これは，1977年に精神科医のG. L. エンゲルによって提唱されたものであり，患者の社会的な文脈や，社会が患者にどう対応しているかをふまえて，疾病を理解することの重要性を強調するものであった。この立場は，先にあげたWHOの健康の定義と対応している。

　生物医学モデルと対比させていえば，生物心理社会モデルは，

★ **日本たばこ産業に対するカナダでの集団訴訟**　　　　　　　　　*Column* ❺
　日本たばこ産業（JT）の発表によれば，カナダ・ケベック州でのJTIマクドナルドに対する集団訴訟で，2015年に賠償を命じられた同社が控訴していた控訴審について，2019年3月1日に控訴を棄却する判決が出された。この訴訟は，健康へのリスク説明が不十分だったとして起こされたもので，約17.7億カナダドルの損害賠償の支払いが命じられた。判決後JTは上告も含めてあらゆる手段を検討するとした。

機械論・還元論に批判的であり，心身一元論的な立場をとっている。病気の状態だけに焦点をあてず，健康と疾病とは連続的につながったものと考えており，社会的要因を考慮してパターナリズムを排除している。これが，これからの医療を考えるうえで重要なモデルとされているのである。

しかし，生物心理社会モデルは，必ずしも生物医学モデルの問題を乗り越えたものとはいえず，いくつかの問題点も指摘されている。このモデルは精神分析や行動主義を背景にした時代のものであり歴史的な価値しかないという意見もある。また，より本質的な問題点として，心理的要因および社会的要因とは何か，そして，それらはどういう相互関係にあるのかが，明確ではないという批判がある。このような意味では，生物心理社会モデルは，健康と疾病に関わるさまざまな要因があることを意識させ，その整理をする枠組みを示しているだけで，本来の意味でのモデルにはなっていないという指摘が正当かもしれない。

社会的要因をさらに重要視する立場からは，病気という現象は生物学的なものではなく，文化的・社会的要因が何が病気なのかを決定しているという，**社会構成主義**の主張もある。生物医学モデルに基づく西洋流の医学的治療法だけではなく，それぞれの文化にふさわしい治療があるべきだという**代替医療**の主張にもつながるものである。WHOによる健康の定義の改正案からもうかがえたように，生物心理社会モデルも新しい挑戦を受けているといえる。

4 健康・医療心理学の新しい方向性

健康格差

最近，注目を浴びるようになってきたのが，さまざまな要因による**健康格差**である。健康格差とは，異なった集団間の健康状態に違いがあることをいう。つまり，特定の疾病になりやすい集団があり，そのために死亡する人も多いということである。集団の違いとしては，性別，人種や民族，移民，障害，地域，収入などの社会経済状態（socioeconomic status：SES）があげられている。

　健康日本21でも参考にされているアメリカのヘルシーピープル政策は，健康格差を取り上げてきた。多様な人種や民族から構成され，国民の3分の1が自分をマイノリティだと考えているアメリカにおいて，健康格差は大きな課題であり，「ヘルシーピープル2000」（2000年版）では健康格差の縮小が，同2010年版では健康格差をなくすことが，2020年版では，さらに健康平等を実現することが謳われている。

　健康格差は，国家間の違いという現象としても認識され，2011年にWHOが公表した健康格差に関する文書の冒頭では，日本の平均寿命が83歳なのにマラウイ共和国の平均寿命はわずかに47歳であること，ヨーロッパでは1000人中13人まで減少している5歳前に子どもが死亡する割合がチャドでは5人中1人であること，そしてこれらの差には生物学的・遺伝学的な原因がないことが，指摘されている。

　健康格差は，それぞれの国内にも存在しており，健康と社会階

層や社会経済状態との間には，かなり明確な関係が見出される。社会階層ごとの標準化死亡率や乳幼児死亡率は，社会経済状態が低くなるほど一貫して上昇し，疾病罹患率も，変形性関節症，慢性疾患，高血圧，子宮頸がんの罹患率が，社会経済状態が低いほど高くなることが示されている。

　一般に，健康・医療心理学の研究においては多くの場合，社会経済状態も測定されてはいるものの，心理要因の影響を検討するにあたり社会経済的変数の影響を除いて分析するために用いられることが多く，格差に焦点をあてることは少ない。しかし，この問題そのものに心理学的に取り組む必要性は高い。

　この問題は，社会階層間の変動がよく生じる場合には軽視される傾向にあるが，日本では終身雇用が見直されるなど雇用のあり方が大きく変容しつつあり，今後，階層間の変動の少ない社会に移行していく可能性も否めない。それに伴って，社会階層による健康格差が拡大していくことも懸念されるため，効果的な対応が求められている。

健康寿命と優先順位

平均寿命に代わって重要な健康目標と考えられてきているのが，健康寿命である。平均寿命が長いだけで，健康が損なわれ生活の質（QOL）が低下した不自由な生活が長期間にわたって続くのは望ましいことではない。そこで，日常生活に制限のない健康寿命を評価し，それを延伸することがめざされるべきだと考えられるようになってきた。

　日本人は，男女ともに平均寿命が世界的に長いが，健康寿命との差をとると，男性でも約 9 年，女性では 12 年以上が不健康な期間にあたる（2016 年時点）。医療経済的な側面からみれば，不健康な期間は，医療や介護にかかる経費を必要とする。今後も平均

寿命は少しずつ伸長していくことが期待されているが，その伸び以上に，健康寿命が伸長して，これらの差にあたる不健康状態の期間を短縮していくことが，個人の QOL を保つという観点から大切にされるべきである。

　また，医療経済としての社会負担を軽減するという観点からも取り組む価値は大きい。健康政策においても，さまざまな資源は有限であるので，どのようにそれを振り分けるかが課題となっている。健康問題の重要性の順位を判断する際に，健康寿命の延伸にいかに貢献するかという観点は，1 つの根拠となる。健康日本 21 の目標設定にも，この観点は導入されているが，原点に立ち返りながら，常に検証していくことが必要である。

 やってみよう／ためしてみよう

1) 厚生労働省のホームページから，健康問題を選び，その歴史的な経緯をまとめてみよう。
2) 最近の新聞記事やニュースから，現在，直面している健康問題に関連するものを選んで，今後どのように対応していく必要があるのかをまとめてみよう。
3) 自分自身や家族の生活習慣の中で，健康上の問題につながる行動を選んで，どのように変えればよいのかを考えてみよう。

 学習文献案内

大竹恵子編著（2016）『保健と健康の心理学——ポジティブヘルスの実現』ナカニシヤ出版

厚生労働省（2017）『平成 29 年版 厚生労働白書——社会保障と経済成長』日経印刷

岸太一・藤野秀美編著（2017）『健康・医療心理学』ナカニシヤ出版

羽鳥健司編著（2017）『臨床健康心理学』ナカニシヤ出版

鈴木伸一編著（2016）『からだの病気のこころのケア──チーム医療に活かす心理職の専門性』北大路書房

健康リスクへのアプローチ

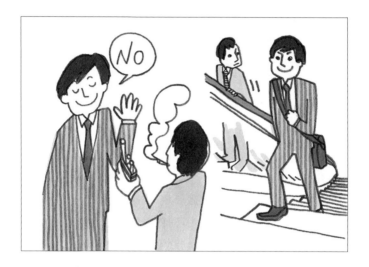

　この章では，健康を脅かすリスク（危険）を概観する。健康のリスク要因は多様であるが，リスクと疾病や障害の因果関係を解明し，リスクを取り除くためにどのような対応が可能かを明らかにすることは，健康・医療心理学の重要な課題の1つと考えられる。他の章で，具体的なリスクや対応に関しては詳細に述べられるので，この章では，健康リスクへのアプローチとして，健康とリスクとの因果関係を解明する際に留意すべき点や，各発達段階におけるリスクの特徴を中心に紹介する。

1 健康リスクの考え方

　日本人の健康は，近年，明らかに向上してきている。国民の健康状態を反映する指標にはさまざまなものがあるが，たとえば，2018 年の乳児死亡率は 1.9（出生 1000 人中，生後 1 年未満の死亡率），平均寿命は男性 81.25 歳・女性 87.32 歳，100 歳以上人口は 2019 年に 7 万人を超えたなどという数値は，他の国々と比較しても，日本が長寿国であることを裏づけるものと考えられよう（第 9 章参照）。

　こうした状況は，健康に対するリスクへのアプローチが充実してきたことと軌を一にしていることはいうまでもない。しかし，自立した日常生活を送れる年数である健康寿命は平均寿命より短いという指摘や，生活習慣病の増加や低年齢化，不登校やいじめ，自殺，認知症などの要介護高齢者など，健康に関する多様な課題も依然として存在する。本章は，健康を脅かし，治療やリハビリテーションに悪影響を及ぼすリスク要因，リスク行動について概観することを目的としているが，はじめに，健康リスクを考える際の基本的な視点について説明する。

> リスク要因と予防

　健康に対するリスク要因（risk factor）を解明することは，疾病・障害の予防と密接に関連している。何が健康を脅かしているかが明らかになれば，それに対処する方法を見出す可能性につながる。

　予防には，1 次予防，2 次予防，3 次予防という分類がある。1 次予防は，健康な生活習慣の形成など，疾病や障害の発生を未然

に防ぐ予防である。2次予防は，疾病の発見・診断から治療，再発防止などの対応である。時期と方法がともに最適な治療的介入を行うことによって，疾病をなるべく早期に発見し，治療し，進行や再発を防止することである。3次予防は，リハビリテーションや職能訓練などにより社会復帰を促進し，社会生活や職業生活上の困難を防ぎ軽減する予防である（富永・大野，1989）。

　健康に対するリスク要因は，1次予防の観点からとらえられることが多い。しかし，患者が治療に非協力的であるとか，治療者の治療法が不適切であるということは，2次予防におけるリスク要因といえよう。また，リハビリテーションや職能訓練が不調であることは，3次予防におけるリスク行動となる。さらに，治療し症状が軽快しても，リスク行動が修正されないために再発するということもありうる。このように考えると，健康・医療心理学におけるリスクは，1次予防，2次予防，3次予防の各段階において，健康維持行動という観点から考えることが必要である。

リスク要因の同定と介入可能性

　リスク要因を発見し，因果関係に関するエビデンス（証拠・根拠）を確立し，それに基づいて対応を行うにあたっては，リスク要因が正しい研究方法によって同定されなければならない。リスク要因が真に疾病や障害などの健康上の問題の原因であるかという，因果関係の検証は，特に重要である。ある疾病に対するリスク要因を見過ごしてしまったり，誤った因果関係の解釈に基づいて，真の原因を見誤ることがあれば，きわめて深刻な事態を

★ リハビリテーション　　　　　　　　　　　　　　　　　　　　*Column* ❶
　狭義に機能回復訓練ととらえられがちであるが，re（再び）＋habilis（人間にふさわしい）＋action（状態にする）という語源にみられるように，人間性の回復という意味がある。

招くことはいうまでもない。健康政策を立案し実施する際には，リスクと疾病とに正しい因果関係が確立していることが不可欠である。また，一般に流布されている健康法やサプリメントなども，健康に対する明確な効果が，エビデンスに基づいて確立されていなければならない。実証的な効果の確認が不十分であったり誤っていたということは，それだけで大きな問題であるが，健康に対して害がある場合には，その責任はきわめて重大となる。すなわち，健康リスク要因の同定は，日常の経験から得られた常識論だけからでは不十分であり，科学的に実証されたエビデンスに基づいて行われなければならない。

リスク要因は，疫学の領域では，宿主要因と環境要因とに大別される。表 2-1 にその要因を示す。リスク要因としてこれらすべてを詳細に検討することは困難であろうが，身体・心理・環境の面から可能な限り多面的にとらえることが必要である。

リスクによってもたらされると考えられる結果とリスクとの因果関係に関し，古典的ではあるが現在にも通じるものとして，R. コッホは，病原菌（細菌など）を原因として同定する際の条件を，以下のように 3 点あげている（富永・大野，1989）。

① その微生物が見出されるのは常に同じ疾患の場合であり，その分布は病変や病期に一致すること
② その微生物は他の疾患では見出されないこと
③ その疾患の患者から分離され，数代にわたって培養された

★ 疫　学
　医学の一分野であり，人間に生じる事象に関する学問という意味がある。疾病・異常（障害を含む）の頻度と分布を正確に記述することにより，疾病の特性や発生要因に関する仮説を設定する記述疫学と，その仮説を検証，確認を行う分析疫学がある。

表 2-1 疫学領域における宿主要因と環境要因

宿主要因

　遺伝的要因：体質，家族歴など

　身体的要因：年齢，性，人種，体格・体型，身体的活動能力，既往疾患，性
　　　　　　　の成熟，生理的条件，栄養状態や身体的過労など

　精神的要因：性格・気質，行動の型，受療行動，性行動，人生観，価値観，
　　　　　　　関心，反応性，精神的ストレス，生きがいなど

環境要因

　社会文化経済的要因

　　社会生活因子：出生地，居住地，社会的活動，人間関係など

　　婚姻・家庭因子：婚姻状況，家族構成，生活レベルなど

　　住居因子：家屋構造，設備など

　　衣服因子：着用衣服，履き物，寝具など

　　食生活・食習慣因子：摂取食品，嗜好食品，摂取習慣，調理法など

　　嗜好品因子：たばこ，酒，コーヒーなど

　　職業因子：従事職務，労働環境，労働条件，通勤，福利厚生など

　　医療保健因子：健診，医療施設，医療保障，薬物乱用，スポーツ，運動，
　　　　　　　　　個人衛生習慣など

　　教育文化因子：教育レベル，教養，宗教，風俗習慣，余暇，趣味など

　　経済因子：収入，財産，景気など

　　社会環境因子：人口密度，人口移動，政治形態，交通，食品流通機構，化
　　　　　　　　　学技術など

　自然環境要因

　　気象因子：気温，湿度，気圧，降雨，日照時間，気候など

　　地理的因子：地形，地質，水質，大気など

　　物理的因子：騒音，振動，粉塵，紫外線，放射線，磁力など

　　化学的因子：天然毒，化学薬品，産業廃棄物，微量元素，重金属など

　　生物学的因子：媒介節足動物，感染源動物など

　病因要因

　　生物学的因子：細菌，ウイルス，寄生虫など

　　物理的因子：騒音，放射線，温度，湿度など

　　化学的因子：発がん物質など

（出所）　柳川，1991 より作成。

その微生物は，感受性のある動物に摂取して，同一の疾患を起こしうること

　これを参考にすると，あるリスクによってある結果（疾病など）がもたらされるとするならば，そのリスクによって必ず一定の結果が生じること，他の原因が考えられないことを，厳密に確認する必要がある。最近では，病原（リスク要因）と疾病との因果関係を確認するための基準として，アメリカ公衆衛生局で採用された疫学研究 "Smoking and Health" における以下の5つの判定基準（クライテリア）が知られている（柳川，1991）。

①　関連の一致性（consistency of association）：異なった研究法，研究者，研究対象で行われた疫学研究で，すべて同じような結果が認められること。ただし一般に関連の認められた研究のほうが関連の認められなかった研究より，公に報告されることが多いことに注意。

②　関連の強固性（strength of association）：相対危険あるいは Odds 比（危険の高さを「1」に対する比で示したもの。たとえば Odds 比「3」とは，3倍の危険度ということ）が高いこと，統計学的検定で高度に有意なこと，量反応関係（たとえば，喫煙本数が多いほど肺がんのリスクが高いというような関係）が認められることなどにより，観察された関係はより強固であるといえる。

③　関連の特異性（specificity of association）：仮説として要因と結果の関係が必要かつ十分であること。喫煙と肺がんの例では，喫煙以外の原因で発生する肺がんが少なく，同時に喫煙により肺がん以外の疾病発生が少ないほど特異性は高い。

④　関連の時間性（temporal relationship of association）：要因が

作用してから結果が表れるまでの時間関係が妥当であること（原因が結果より先行していること）。

⑤　関連の整合性（coherence of association）：仮説となった要因と結果の関係が，既存の知識と矛盾しないこと（"Smoking and Health"の報告では，肺がんの増加傾向，性差，都会と農村の差，社会経済状態による差，量反応関係，たばこの種類と発症部位等が検討された）。

このような基準による疫学研究により，コークス炉作業従事者の職業性肺がん，イタイイタイ病のカドミウム原因説，大気汚染と肺がんの因果関係など，さまざまなリスク要因が同定されている。ある現象とある現象との相関や連関が強いと，私たちは因果関係を想定しがちである。しかし，少なくとも，健康リスクあるいは健康維持増進要因の同定には，上記のような因果関係の検証を経ることが不可欠である。

リスク要因には，介入可能な要因と介入困難な要因とがあることも知っておく必要がある。たとえば，肺がんに対する喫煙というリスク要因は，禁煙や喫煙量を減らすなどというような何らかの介入の可能性がある。しかし，たとえば，アルツハイマー型認知症のリスクとして年齢という要因が同定されたとしても，これに介入することはできない。リスクとしての遺伝的要因も，通常は介入が困難であろう。健康リスク要因の同定を予防や健康の維持増進に役立てることを意図するのであれば，現実的な介入可能性の高い要因の発見をめざすことも重要であろう。

最近，1次予防と関連して，健康の維持
増進であるヘルスプロモーションが注目
されている。ヘルススプロモーションを
実施する際の代表的モデルは，プリシー
ド・プロシードモデルである（グリーン＆クロイター，2005）。

　第1段階（社会的アセスメント）では，対象集団のQOL（生活の
質；次項参照）を明らかにする。第2段階（疫学アセスメント）では，
まずQOLに影響を与える具体的な健康指標に対して，取り組む
優先順位を決め，次に遺伝的要因，行動パターン，環境要因など
からなる病因を特定する。第3段階（教育／エコロジカルアセスメ
ント）では，行動への動機づけに関連する準備要因，行動変容や
環境変化を可能にする技能や資源に関する実現要因，ソーシャル
サポートや報酬によって行動の継続を導く強化要因を明らかにす
る。第4段階（運営・政策アセスメントと介入調整）では，保健の介
入プログラムと教育や政策，組織の検討を行う。第5段階（実施）
を経て，第6段階（プロセス評価）ではプログラムの進行状況を
評価する。第7段階（影響評価）では，目標とした，準備要因，
現実要因，強化要因，行動・ライフスタイルの問題や，環境的問
題の，変化の程度を評価することになる。第8段階（成果評価）
では，健康や生活の質は改善されたかという成果を評価する。こ
うした一連の過程を実践することにより，地域での適切なヘルス
プロモーション達成の可能性が高まる。

今日では，保健・医療・福祉の領域にお
いて，生活の質（QOL：quality of life；第
1章 *Column* ❷参照）が注目されている。たとえば，第11章でふれ
られている痛みのコントロールや受診行動，第12章で詳しく述

べられている難病への対応などは，生活の質と直結する問題といえよう。

生活の質の考え方にはさまざまな立場があり，多様な構成要因が指摘されている。一般には，身体的健康に関連する要因，心理・行動的健康に関連する要因，ソーシャルネットワーク，ソーシャルサポート，居住・住居状況，経済状態などの環境要因に加え，満足感や幸福感という主観的要因が重視されることが多い。また，主観的要因には，本人が自分自身の身体や心理，環境をどのように認知し評価しているかということも含まれる。

最近では，治療やリハビリテーションにおいても，患者や障害者の生活の質を低下させないような対応（たとえば，痛みや負担の少ない治療方法）が重視されるようになってきている。生活の質は，発達段階や疾病・障害の違いによって異なると考えられるが，生活の質を評価するための尺度も数多く開発されている。しかし，乳幼児や知的障害の人，認知症の人では，主観的状態を聴取することが困難な場合もあるので，こうした対象の生活の質の評価と支援は，今後も検討すべき課題であろう。健康の問題は，健康のリスクだけでなく，生活の質に対するリスクという視点でとらえる必要性が，今後いっそう高まると考えられる。

2 各発達段階における健康リスク

生涯発達における発達段階という視点は，健康に対するリスクには，人間に共通な側面と，発達の時期によって異なる側面があるということを前提としている。たとえば，喫煙のリスクを考え

てみると，乳幼児期に自発的喫煙は問題にならないであろう。しかし，受動喫煙や妊婦の喫煙は，受精以降の胎児期・新生児期をも含めて，乳幼児の成長や発達に影響することが考えられる。一方，分娩時のリスクや低体重は，成人した後に直接の大きな影響をもたらすとは限らない。このように，各発達段階には，それぞれの発達段階固有の，もしくは重要度の高いリスクを想定することが可能であろう。

「健康日本21」では，後述のように生涯を幼年期，少年期，青年期，壮年期，中年期，高年期の6段階に分けて，健康上の特徴と課題を示している（以下「健康日本21」ホームページを参考としたが，2013年に第2次が示されて以降更新されていないため，他の公開されている最近の資料も入手可能な範囲で参照した）。

「健康日本21」では，これらの発達段階は，互いに他の時期と密接な関連をもっていることを指摘し，その具体例として，壮年期・中年期・高年期のがんや循環器疾患が，幼少年期の生活習慣の影響を受ける可能性があること，脳血管疾患（脳卒中など）の予防や老化の防止には，青年期からの運動習慣や食生活が関連していること，高年期の咀嚼能力の保持のためには，幼年期の乳歯のむし歯予防からの歯の健康管理が必要であること，女性の健康

★ 発達段階　　　　　　　　　　　　　　　　　　　　　　　　*Column* ③

　発達段階とは，一般に，乳児期，青年期，老年期のように，一定の特徴をまとめてとらえることのできる年齢の区分として用いられる。通常，0歳から1歳頃を乳児期（誕生から1カ月以内くらいの新生児期を含む），1歳から6歳頃を幼児期，6歳から15歳頃までを児童期，15歳から20歳前後頃を青年期，20代以降を成人期，さらに成人期を30歳半ば頃から50歳までを中年期，50歳頃から64歳までを初老期，65歳以降を老年期，と分けることがある。ただし，年齢の区分にも，各時期の名称の用い方にもさまざまな立場があり，必ずしも統一されていない。各発達段階には，順調に発達するための課題が想定されることがあるが，これを発達課題という。

は，子どもの健康とも直接関係していること，などをあげている。

「健康日本21」の「生涯を通した『健康づくり』は，その人に合わせた『生涯づくり』ともいえる」という提言は，健康にとどまらず，生涯発達という観点からも重要であろう。各発達段階に留意するとともに，受精－出生－成熟－老化－死という生涯の視点に加え，さらに，成熟が次の世代の受精－出生に重なるというライフサイクルの観点をもって，健康を考えることも必要であろう。

以下に，幼年期から高年期までの健康上の特徴と課題を紹介する。発達段階の年齢区分と名称については，一般に *Column* ❸ に記した用語が用いられているが，ここでは「健康日本21」の表記に沿った。

幼　年　期

◆ 特　　徴

幼年期は生理的機能が次第に自立する時期である。少年期を準備する時期にあたり，人格や習慣を形成する時期として重要である。幼年期の死亡は，近年著しく改善されて世界で最も低い水準を示している。死亡の多くは，周産期に発生した主要病態と先天異常によるものであり，そのほかには不慮の事故が目立っている。外来では，喘息や急性気管支炎などの呼吸器系の疾患，皮膚および皮下組織の疾患，入院では，周産期に発症した病態，先天奇形および染色体異常，呼吸器系の疾患が多い。健康観の形成に対する影響力は，家庭すなわち両親からが最も大きい。

◆ 課　　題

回避できるリスクとしての不慮の事故対策が重要であり，家庭内での教育は，健康に関連した習慣に重点をおく必要がある。周

産前からの母子への対策も重要である。

少 年 期

◆ 特　　徴

この期は，社会参加への準備の意味があり，精神神経機能の発達の時期である。疾病は，死亡，障害ともに，あまり増加せず，比較的罹患も少ない時期といえるが，歯科ではう蝕の急増期にあたっている。また，死亡の絶対数は少ないが，死亡の原因として，自殺が出現すること，不慮の事故が多いことには注意する必要がある。この時期の健康観は，清潔や衛生などに関連していることが多い。

◆ 課　　題

生活習慣が固まる時期として重要である。はたらきかけは，学校や家庭を通したものが重要である。早世や障害防止の観点から，事故予防が重要な課題である。

青 年 期

◆ 特　　徴

身体的には生殖機能が完成し，子どもから大人へ移行する時期である。この時期の死亡も少なく，障害や罹患も比較的少ない。死亡の原因として，事故や自殺に注目する必要がある。疾病の発生状況をみると，外来では呼吸器系の疾患，入院では精神および行動の障害，事故や骨折が目立っている。この時期の健康観の特徴は，健康を病気の有無ではなく，むしろ美容やファッションという視点でとらえていることにある。

◆ 課　　題

学生生活や単身生活で，生活習慣が不適切な場合も多く，壮年期以降に問題となる生活習慣の出発点でもあり，重要な時期であると考えられる。しかし，社会からのはたらきかけに対して反発しやすい時期でもあることから，対応には工夫が必要である。支

援は，学校や職場を通じたものに重点をおき，さらにメディアや企業を通じてはたらきかける必要がある。

壮　年　期

◆ 特　　徴

　社会的には，働く，子どもを育てるなど，きわめて活動的な時期である。身体的にも機能は充実している。この時期から，死亡は少しずつ増えはじめ，25歳から44歳までの区間死亡確率（dx25-44）は，男性で1.5％，女性で0.9％であり，精神障害が増加しはじめる。入院も外来も増加の傾向にある。外来は消化器の疾患が多く，また，歯周病等の歯科疾患が増加する。入院は精神および行動の障害，外傷や骨折そしてがんが目立ちはじめる。自殺が死亡原因の１位となり，がん，心疾患が続いている。

◆ 課　　題

　働けるということが健康であると考える時期にあたっている。この時期は家庭を形成し，子どもを育て，子どもの身体や病気を通してもう一度健康の問題を考えるよいチャンスであるといえる。支援の重点は，職場や家庭におき，マスコミや企業を通じてはたらきかける必要がある。

中　年　期

◆ 特　　徴

　社会的には高年期への準備期であり，身体機能が徐々に低下していく時期である。65歳未満の死亡の中でこの期の占める割合が最も大きく，45歳から64歳までの区間死亡確率（dx45-64）は男性が8.4％，女性が4.2％である。疾病罹患については，入院回数も新患外来回数も増加する。外来は，消化器系や循環器系の疾患が上位であるが，腰痛や目の疾患も増加してくる。入院は，精神および行動の障害が最も多く，次いで

がん，脳血管疾患が続いている。この時期の健康観は，病気と関連が深く，健康が気になりはじめる時期である。

◆ 課　　題

　続く高年期への準備としてこの時期は重要で，趣味，健康問題あるいは親の介護を通したネットワークが形成される可能性が高い。高年期における障害の可能性や生活の質を視野に入れて，自らの健康を設計することが重要である。定年に向けて老後の生活設計を行っていく必要もある。支援は，職場や家庭に加え，地域を通したものに重点をおき，マスメディア，企業がそれを支える必要がある。

高　年　期

◆ 特　　徴

　社会的には，人生の完成期で余生を楽しみ，豊かな収穫を得る時期である。一方，身体的には老化が進み，健康問題が大きくなる。障害は，寝たきりや認知症などの介護を必要とする重篤なものもあるが，視聴覚や歯の喪失による咀嚼の機能の障害などの生活の質に関わる障害も多い。疾病の罹患については外来や入院回数がきわめて多い。外来は，高血圧，消化器系の疾患，内分泌・栄養および代謝疾患，腰痛や白内障が多く，入院は脳血管疾患，心疾患（心臓疾患），がんや精神障害，神経系，呼吸器系疾患が多い。死や障害を避けるといったような消極的健康観をもつ者が多い。

◆ 課　　題

　支援は，主として地域や保健医療福祉の専門家によるものが中心になる。この時期は，多少の疾病や障害をかかえていても，生活の質を維持し，豊かに暮らすことができるよう自ら行動することが重要である。そのためには，社会との交流を図り，何らかの

社会的役割をもつことが大切である。人生に取り組む姿勢が身体的な健康にも影響を与えるといわれている。

*

　本書は，健康および健康リスクを発達段階別に述べる構成とはなっていない。しかしそれぞれの章の中で，各発達段階に関連することが述べられているので，そのいくつかをここで紹介しておく。

　新生児および妊婦を含む女性に関しては第 9 章，子どもの食育や中年期のメタボリックシンドロームに関しては第 5 章，喫煙や飲酒に関しては第 8 章，中年期，壮年期の健康と密接な関連をもつ心筋梗塞やがん，肥満や糖尿病に関しては第 12 章，高齢者に関しては第 9 章に，それぞれ述べられている。これらの章は，必ずしも発達段階のリスクをすべて網羅しているとはいえないが，これらの章を，発達段階を意識しながら参照することにより，生涯を通した健康という視点が得られるはずである。

3 健康リスクへの対応

　日本人の死亡原因として多い疾病は，がん（悪性新生物），肺炎，心疾患，脳血管疾患（脳卒中など）などである。若年になるほど死亡原因は多様になり，小児では不慮の事故も多い。

　健康リスクへの対応を考える際，まず注目されるべきは，死のリスクへの対応であろう。上述の死亡原因には，生活習慣や老化が関わっている。かつて肺結核が 1 位であった死亡原因が脳血管疾患からがんへと変わってきた背景として，生活環境や衛生状況

の改善，薬物の開発などによる感染症への対応，栄養状態や塩分の過剰摂取の改善が果たした役割は大きい。さらに今日では，栄養・運動・休養を中核とする生活習慣の維持向上が，がんや心疾患，認知症，さらには老化の予防に重要であることが指摘されてきている。

健康リスクへの対応に関して考える際には，以下の点に注目すべきであろう。

① 個人の遺伝的背景

② 個人の年齢・性の条件

③ 個人の性格・行動特徴

④ 個人の生活習慣

⑤ 環境の条件

個人の遺伝的背景に関しては，遺伝情報の詳細が明らかになり，このことは将来，個人の疾病・障害の遺伝的リスクを明らかにすることにつながるかもしれない。これは，疾病のきめ細かい予防やオーダーメイド医療への道を開くと同時に，特定の疾病リスクを早期に明確にすることにより個人の運命を左右することにもなりかねない。後者に対しては，特に遺伝カウンセリングなどの充実が不可欠であり，今後の健康・医療心理学の大きな課題の1つといえよう。

個人の年齢・性の条件に関しては，死亡原因や疾病の背景からも明らかなように，マクロにとらえた場合には，疾病や障害のリ

★ 遺伝カウンセリング
Column ❹
　遺伝相談，遺伝学的カウンセリング，遺伝学的相談などともいう。主として遺伝性疾患において，患者に遺伝学的情報を正しく伝えるとともに，早期診断，保因者（ある病気を保有している人）の検出，予防，追跡訪問などを含めて支援を行う。

スクは年齢と性によって異なる。ただし，より高年齢になるほどリスク条件が蓄積される場合もあれば，ある条件にさらされること（曝露，エクスポージャー）から発症までの期間が比較的長期の場合もある。たとえば，前者としては，喫煙や飲酒の影響が問題となるのは習慣化した場合が多いであろうし，アスベスト曝露やHIV への感染などは中皮腫や AIDS の発症までに一定の時間がある。

　年齢に関しては，成長や老化，ホルモンの分泌，免疫や心理社会的状況などの諸要因によって，ある年齢で罹患しやすい疾病もある。麻疹や喘息，自殺，うつ病，認知症などは，年齢による特徴がみられる疾患の例といえよう。さらに，性に関しては，第9章に述べるような妊娠や出産に関する母子へのリスクをはじめ，思春期拒食症，骨粗しょう症など，性の特性を考慮すべき疾患もある。

　最後に，環境と健康リスクとの関係に関して指摘しておきたい。健康リスクは，個人と環境の相互作用によってもたらされる。したがって，環境だけを独立させてリスクの回避を考えることは，必ずしも適切とはいえない。たとえば，きわめてリスクの高い環境でどうしても作業をしなくてはならない人もいるのである。さまざまな限界があるとしても，地球規模での環境の維持はもとよりであるが，身近な，家庭，学校，地域社会，職場という基本的な生活の場の環境を，物理的にも心理的にも安全で快適なものにすることには，最大限努力が払われるべきであろう。騒音や振動，アスベスト，種々の薬物等による汚染だけでなく，いじめやパワーハラスメント，セクシュアルハラスメントなども健康リスクとなる大きな環境要因であることを忘れてはならない。

やってみよう／ためしてみよう

1) 健康に対するリスク要因，あるいは健康法やサプリメントなどを1つ選んで，そのエビデンス（証拠・根拠）がどのようなものか，科学的に信じるに値するかを調べてみよう。

2) たとえば糖尿病など1つの疾患を取り上げて，発症前後に関連する要因を考えてみよう。どのようなリスクによって発症し，治療や生活上でどのようなリスクに配慮する必要があるだろうか。

3) 「健康日本21」の「生涯づくり」という視点で，あなた自身，あるいはあなたの子どもの一生で対応すべきリスクにはどのようなものがあるだろうか。自分自身でできる対応にはどのようなことがあるだろうか。

 学習文献案内

柳川洋・坂田清美編集（2012）『疫学マニュアル』改訂7版，南山堂

第 3 章

健康心理学と臨床心理学

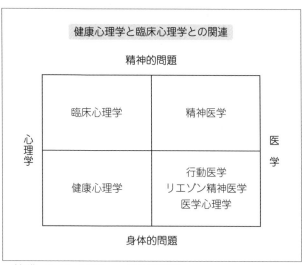

健康心理学と臨床心理学との関連

精神的問題

心理学	臨床心理学	精神医学	医学
	健康心理学	行動医学 リエゾン精神医学 医学心理学	

身体的問題

(出所) Kaptein & Weinman, 2004 より作成。

この章で学ぶこと ●●●●●●●●●●●●●●

　健康・医療心理学（健康心理学）と臨床心理学とは，その対象や方法において，非常に密接な関連がある。両者はどのように関連していて，どこが異なるのだろうか。本章では，"臨床健康心理学"という視点から，従来の臨床心理学と対比しながら，健康・医療心理学の活動内容や考え方を学ぶ。

1 欧米における臨床心理学と健康心理学[*]の発展

　今日，私たちが一般的にイメージする臨床心理学とは，大塚
(1998) によって定義づけられた「心を病む人々に親しく臨んで，
病む人々の回復に資するための心理学的原理と技法を研究し，そ
の応用をはかるところにある。同時に，心の健康生活に寄与する
ための心の科学である」ということに集約されるであろう。日本
の臨床心理学は，主にアメリカにおける臨床心理学の発展に大き
な影響を受けてきており (氏原, 1992)，その活動内容についても
基本的には同じ方向を歩んできたといえる。

　J. E. マダックス (Maddux, 2002) によれば，アメリカでは 1950
年代までに臨床心理学者は精神保健医療の専門家の一員として認
知され，心理臨床の実践は 4 つの前提によって特徴づけられてい
た。すなわち，1 つには，臨床心理学は精神病理学との密接な関
連性が認識されたこと，2 つには臨床（精神障害）群と非臨床（健
常者）群との問題は質的に異なり，前者に対しては固有のはたら
きかけが必要とみなされていること，3 つには精神障害は生物的
問題を基盤としており，その理解のために適切な学習と専門的な
研修が求められること，最後に心理臨床の仕事はこれらの前提の
もとに患者の精神障害を診断し，それに対する心理学的な介入を
行うことである。こうした前提のもとで臨床心理学の専門家は，
異常行動や精神障害の評価，診断，治療に携わっている。

---

[*]　本章では，「健康・医療心理学」を，伝統的な表記にしたがって「健康心理学」
　と短く表記している（第 1 章 p. 5 も参照）。

2017年のアメリカ心理学会の資料（APA's Center for Workforce Studies）によると，会員の約6割が何らかの臨床的な実践活動に従事しているようであるが，その中でも臨床心理学を専門とする会員の割合は約4割を占めており，その多くは精神科関連領域で働いている。

　臨床心理学の専門家の最も重要な専門活動領域は心理査定（アセスメント）であるとされており，その内容は心理検査，面接，臨床的観察等で，ほぼ9割がこの業務を中核的な活動としているといわれている。また，臨床心理学は問題を個人レベルで扱うことが基本であり，患者（要支援者）の問題を社会との関連で扱うことは多くない。このことで，個人の内的問題について，より詳細に深く関わることができる反面，対象者の社会的不利益や経済的困窮などの問題解決には，そのアプローチが有効でない場合もありうることを，よく理解する必要がある。さらに近年は，ヘルスケア制度の改定や医療コストの上昇という社会環境の変化により，従来の個人主体の対応から，精神保健ケアチームの一員として家族や患者集団を対象とした組織的アプローチに従事することが増えつつある。

2　健康心理学の臨床的展開とその活動内容

　心理学，医学領域の最近の進歩は，健康や病気に対して生物心理社会モデル（Engel, 1980）という新しい視点を提示している（第1章参照）。この考え方は，病気と健康を個人の生物的あるいは身体的状態としてのみとらえるのではなく，日常の生活スタイルや

ストレス対処行動，健康信念などの心理的あるいは行動要因，および家族関係やソーシャルサポート，社会文化的影響などの社会的要因との相互作用による所産としてとらえている。

こうした健康心理学の視点を実際の医療場面において展開し，その実践的な役割を果たそうとするのが臨床健康心理学である。臨床健康心理学は，健康と病気における行動，情緒，認知，社会，身体の各要因間の相互関係に関する心理学的知識と技術を病気治療あるいは健康の維持増進に適用しようとするものである。

臨床健康心理学は，その方法や役割において臨床心理学と重複する部分が多くあるものの，情緒的あるいは精神的健康に限定されずに身体的問題を扱おうとする点で，臨床心理学とは違っている。また，その主な対象は，健常者（健康増進と疾病予防のため），疾病リスクが高い人（例：遺伝的保因者，危険な行動をしている人），深刻な健康問題や複雑な医療ニーズがある人，慢性疾患をもつ人などである。

本章扉の図は，健康心理学と関連の深い近接領域との相違を図示したものである（Kaptein & Weinman, 2004）。それをみると，健康心理学と臨床心理学は，同じ心理学領域にあるということで両者とも医学とは区別されているが，主として扱おうとする領域が精神的問題と身体的問題という点で，それぞれ区別されている。表3-1は，健康心理学と臨床心理学との特徴についてより具体的に対比し，その違いを示したものである。

臨床健康心理学者は，自身の携わっている業務領域がもともと臨床心理学の一領域であるということを理解しているが，その立場や活動は，日本の臨床心理士資格などから私たちがイメージする「心の専門家」というものとはかなり異質なものである。たと

表 3-1　健康心理学と臨床心理学の比較

	健康心理学	臨床心理学
立　場	生物心理社会モデル 健康生成（成長）モデル	生物医学モデル 医療（疾病）モデル
対象と領域	個人から集団，組織，地域へ	主として個人
扱う水準と問題	心身相関問題 身体疾患も視野におく 予防的関心が強い	主として精神的問題 精神疾患，社会行動不適応が中心 治療的関心が強い
アプローチ	心理教育的，エンパワーメント 現在→未来志向（問題解決型）	心理治療的・矯正的 過去→現在志向（原因究明型）
人格・適応	肯定的資源の育成，強化 ストレス対処能力の開発 例：ポジティブ心理学	病理行動の修正，弱さの救済 症状の軽減 例：異常心理学，病態心理学

えば，最近の臨床健康心理学のテキスト（Liossi, 2019）が扱っている内容をみると，喫煙や飲酒の問題からはじまって，肥満，睡眠障害，高血圧症，心臓疾患，糖尿病，慢性疼痛，慢性疲労症候群，HIV/AIDS，がん疾患，脊髄損傷，婦人科疾患，腎機能不全といったさまざまな疾患に対して，医療者チームの一員として行動科学的あるいは心理学的支援を行うことが期待されていることがわかる。なお，前出のアメリカ心理学会の資料によると，健康関連の心理職の専門領域に占める臨床健康心理学者の割合は約1割となっている。

3 臨床健康心理学の特徴

広汎な適用領域

健康心理学は，1970年代にはじまった，健康および病気の問題に心理学の理論と技術を適用しようとする応用心理学の分野である（Marks et al., 2018）。そして健康心理学者とは，生物的要因，行動的要因，心理社会的要因がどのように健康や病気に関連するかについて理解しようとする心理学の専門家である。欧米では，健康心理学はしばしば，「行動医学」あるいは「医学心理学」とも呼ばれる。欧米の健康心理学者が，さまざまな医療関連従事者（医師，看護師，栄養士，医療ソーシャルワーカー，薬剤師，作業療法士，理学療法士など）と協力しながら心理学的アセスメントを実施したり，治療プログラムを提供したり，研究する業務に携わっていることは，今後の方向性に示唆的である。

　臨床健康心理学者の活動範囲は広い。臨床心理学者の場合は主に精神的不適応や社会的不適応などの個別的問題に焦点をあてているが，健康心理学者は広範な領域の研究と実践活動に携わっている。そこで取り扱われる問題は，①疾患・障害によって2次的に生じる不安や抑うつなどの情緒的問題，②慢性疼痛などの心理的不適応による身体表現障害，③医療的処置に伴うストレス反応に対する心理学的支援，④喫煙・飲酒・ダイエットなどの健康リスク行動に対する心理学的支援，⑤医療関連従事者への心理教育サービスおよび保健医療関連の活動計画策定などである。とりわけ⑤の保健医療システムの問題は，病気予防や健康増進とも関連

しており，よりよい公衆衛生の促進のため，教育者・医療関係者・政策決定者に健康心理学の知識と技術を提供することが求められている。

生物心理社会モデルと
健康生成モデル

健康心理学は，心身医学あるいは行動医学が取り扱おうとする領域と非常に近い。その基本的枠組みは，前述の通り生物心理社会モデルであり，病気は生物的（身体的）要因，行動的要因と心理社会的要因の相互関係から派生するという立場をとる（Sarafino, 2005）。たとえば，近年の日本でより加速的に進んだ食事の欧米化や過食・偏食，栄養バランスの偏りといった食生活の変化，社会環境の急速な変化や複雑化に伴う心理社会的ストレスの増大，居住環境や交通手段の利便性向上による運動不足などは，それぞれ生活習慣病のリスク要因にあげられている。しかし，より重要なのは，これらの諸要因が相乗的に影響を及ぼし，ひいては慢性疾患として結実していく危険性のあることを理解することである。そして，健康心理学者はこうした理解を人々に促すため，関連する専門家と情報を共有しながら，健康心理学の知識と技術を問題解決のために提供するという役割を担っているのである。

さらに，健康心理学の基本的立場は，健康生成モデルに依拠している点が特筆される。健康生成モデルの代表的な提唱者であるA.アントノフスキーは，病気をもたらす要因に焦点をあてた従来の病理的思考を批判して，なぜ人々は健康でいられるのかという健康の起源に焦点をあてた健康生成的思考の重要性を主張している（アントノフスキー，2001）。すなわち，一般にストレスは私たちにとって有害なものであると認識されているが，同じストレス環境にあってもすべての人が健康を害するわけではない。さら

に，現代社会においてまったくストレスのない環境を望むことは非現実的でさえある。私たちが健康を獲得するうえで重要なのは，ストレスに対する有効な対処をどのように獲得し，活用するかということである。アントノフスキーは，私たちは本来，身体的・精神的に良好な状態を維持しようとするはたらきを有しており，一部の常に健康な人々においては，それがより強力に機能していると考えているのである。

アントノフスキーの考えとは異なるが，健康生成を重視するアプローチとして近年非常に注目されているのが，ポジティブ心理学である（Seligman & Csikszentmihalyi, 2000）。ポジティブ心理学は，レジリエンス（resilience），楽観主義，信頼，希望といった肯定的心理資源が，精神的疾患に対する抑制要因あるいは緩衝要因としてはたらくことを指摘し，私たちが本来もっている人間としての強み（human strength）や肯定的な心理社会的資源を育成・活用する成長モデルを提唱している。

いずれにしてもこれらの健康生成的なアプローチは，健康の維持増進あるいは病気予防に対して身体的要因，行動要因，心理社会的要因がどのように関わるのかについて明らかにしようとする，健康心理学と方向性が一致している。これは，臨床心理学が精神医学からの強い影響もあって医療モデルあるいは疾病モデルを基盤においていることと，対照的である。同様の理由から，臨床心理学では心理的病理性をより重視する傾向がみられる（藤原, 1992）。

予防と健康増進 臨床心理学と健康心理学が大きく異なる特徴として，前者が主に心理的不適応あるいは社会行動的問題に対する治療的関わりに関心を向けるのに

対して，後者では病気予防や健康増進などの予防的側面に注目する点もあげることができる。健康心理学者が病気リスクにつながる行動要因や心理的要因について関心を示すのは，これらの要因を検討することで，どのような人が，どのような生活を営むことで病気になりやすいかを知り，それに対する有効な支援を提供できるのではないかと考えているからである。

　しかし，健康心理学者が対象とするのは，病気にかかっている人だけではない。より健やかな生活を実現したいと願う人々の健康増進にこそ，健康心理学がいっそう重要な役割を果たすことができると思われる。たとえば，世界一の高齢社会である日本は，単に長寿であるだけではなく，心身ともに健やかなサクセスフルエイジングの実現が1つの社会的期待目標となっている。その実現のためには，生涯発達的視点に立った若年段階からの健康行動の育成あるいは病気予防への取り組みが重要課題となることは当然であろう。

　G. W. アルビーと T. P. グロッタ（Albee & Gullotta, 1997）の考え方を参考にすれば，病気予防や健康増進のために重要なのは，以下のようなはたらきかけである。すなわち，①人々の適応力や有効なコーピング（対処）資源を育成する，②すべての人々，特にハイリスク者に対して適切な介入を行う，③健康推進のための組織づくりと心理教育プログラムを提供する，④問題に有効に対処する人的・環境的資源を整備する，などである。

　このうち，①と②は個人次元への予防的アプローチであり，自尊感情および主体性の育成，健全な社会関係の育成，効果的なストレス対処方法の獲得，年齢や能力に応じたエンパワーメントなどが目標となる。さらに，③と④は組織あるいは社会次元におけ

る予防的アプローチとして位置づけられ，近年注目されているライフスキル教育などの健康教育あるいは健康ケアシステムの構築と密接に関わる内容であるといえる。さらに，心身の健康を含むウェルビーイング向上のための心理学的方略を開発し，それによって肯定的な心理社会的資源を育成しようとしている点で，ポジティブ心理学も本質的に予防的内容を含んでいるといえるだろう。

4 臨床健康心理学のこれから

　これまで述べてきたように，健康心理学は医療との関連性が深い。健康心理学者は人々の健康に影響を及ぼす要因について研究し，ストレスを低減するための心理的手法を適用し，健康行動の強化，病気兆候と行動不全の低減，患者の病態悪化の予防など，病気予防と健康増進を推進する役割を担っている。

　公認心理師が国家資格化された現在，精神科領域以外の医療分野においても，心理職が，医師や看護師，その他の医療関連従事者（栄養士，作業療法士，医療ソーシャルワーカー，保健師など）と連携しながら活動することが，大いに期待されている。そして，今後，健康心理学の視点や方法の果たす役割はいっそう重要になるだろう。特に，患者あるいは要支援者と医療者との間の良好なコミュニケーションの確立や，アドヒアランス（第11章 *Column* ❷参照）の問題に関して，健康心理学の知識，アセスメントおよび介入技術は，活用可能な部分が多い。たとえば，生活習慣病の予防システムの開発に関して，個人のライフスタイル修正や病気認知，リスク管理，ストレス対処能力の育成，健康行動への動機づけと

その維持形成などについて，健康心理学の研究成果を組み込むことによって，より実現可能性の高い取り組みができるのではないかと思われる。

　さらに，健康心理学の役割として，短期的な病気行動の修正ではなく，生涯発達的視点に立った健康管理システム構築への心理学的知識と技術の提供や，医療関係者へのコミュニケーション教育システムの開発といった取り組みも期待される。いずれにしても取り組むべき課題は多様であり，医療，教育，産業などの各領域で，その役割はますます重要になると思われる。そして，従来，個人的アプローチを優先してきた臨床心理学が，身体的健康も視野におきながら，より組織的なアプローチを取り入れることで，今後，健康心理学と臨床心理学との垣根は取り払われていくのではないかと考えられる。

　なお，現時点での日本における臨床健康心理学の具体的な実践については，本書第 **12** 章「健康・医療心理学の臨床的展開」において例示される。

 やってみよう／ためしてみよう

　生物心理社会モデルの視点から，生活習慣病と慢性疾患はどのように理解できるだろうか。

 学習文献案内

WHO 編／JKYB 研究会訳（1997）『WHO ライフスキル教育プログラム』大修館書店

アントノフスキー，A.／山崎喜比古・吉井清子監訳（2001）『健康の謎を解く——ストレス対処と健康保持のメカニズム』有信堂高文社

ウェルビーイングの心理学

　本当の意味で健康を支えているのは，雑誌やテレビ広告で目にすることの多い特別な健康食品やサプリメントではない。私たちが日常生活をどのように送っているのか，つまり，日常の生活習慣こそが，健康を支える主要な要因である。

　この部では，第Ⅰ部で取り上げた話題をさらに展開して，「健康」を日常生活の課題と考え，心理学で大きく取り上げられてきた日常生活のストレスについて，最新の研究をふまえて紹介する。さらに，食生活と食習慣，運動と休養・睡眠という，健康を支えるきわめて重要な習慣の側面について，健康・医療心理学の立場から解説する。健康づくりと健康増進をどのように実現していくか，また，それを支援していくかを考えていく。

第4章 ストレスとウェルビーイング

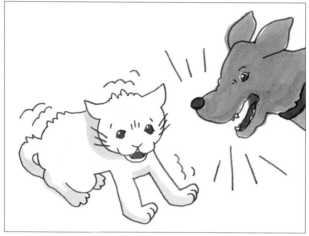

▲ストレス反応はもともと，外界の変化にうまく対応するための反応である。

この章で学ぶこと ●●●●●●●●●●●●●

　ストレス（stress）という言葉はもともと「圧力」や「歪み」を意味している。私たちの生活には，仕事・学業・人間関係・街中の混雑など，こころと身体に圧力をかける刺激が満ちている。さらに，ストレスがさまざまな病気の発症や進行に関わることが広く知られるようになり，ストレスをよく理解し，うまく対処する力が近年重要視されつつある。しかし，そもそもストレスとは何であるのか，どのように健康に害を及ぼすのかについては，あまり知られていない。そこで本章では，ストレスの生理的・心理的・社会的仕組みについて理解し，ストレスをどう扱うことが健康的であるのかを考えることとする。

1 ストレスの仕組み

　私たちの日常にはたくさんのストレスがある。ストレスの源となる状況や刺激（ストレッサ）として，たとえば“友人とけんかをした”という出来事があったとする。そのとき，私たちのこころは“悲しい”“イライラ”“不安”といったさまざまな感情的反応を示す。またその反応は“胸が苦しい”“胃がムカムカする”“身体がソワソワする”といったように身体内部にも現れてくる。私たちが何かに悲しんだり怒ったりしているとき，反応しているのはこころだけではない。ストレス反応が生じているときには，こころとともに，身体の中にも悲しみや怒りの状態がつくり出されているのである。

　　　　　　　　　　　　　　　このような，ストレス反応の身体的・生
ストレス反応の身体的　　　理的な仕組みを明らかにしたのが生理学
側面　　　　　　　　　　　者 W. B. キャノンである。1900 年代の
はじめ頃，彼は，イヌに吠えられるというストレス状況にさらされたネコの体内を調べ，アドレナリン（エピネフリン）が多く分泌されていること，そしてそれによって“毛を逆立てる，筋肉をこわばらせる，足底に発汗する，呼吸数・心拍数を速める，消化活動を抑制する”などの一連の緊急反応（emergency reaction）が現れることを示した。

　これらの反応は，動物が素早く動いたり，体内のエネルギーを筋肉や身体組織に効率よく配分したりするために役立つと考えられている。このことから緊急反応は，外敵に遭うなどの危機状態

において，動物が"逃げる"もしくは"闘う"行動をとるための反応，すなわち"闘争か逃走か"（"fight or flight"）反応として理解されている。私たちが不安や怒りを感じたときに感じる筋肉の"緊張"や心臓の"ドキドキ"は，緊急事態に対して"戦うか逃げるか"の対応をするための準備反応なのである。

そして1930年頃に，長期的なストレスが，さまざまな身体的な問題の原因となりうることを指摘したのが，内分泌学者H.セリエである。セリエは，ネズミなどの動物に対し，外傷，過剰な寒さ，筋肉疲労などのストレッサを実験的に与え，その動物たちがやがて胃の出血やかいよう，副腎皮質の肥大，胸腺（免疫機能に重要な器官）の縮小など一連の身体症状を現すことを実験によって示した。

こうした症状は，ストレッサの種類を変えても同様に現れることを見出し，これを汎適応症候群（general adaptation syndrome）と呼んだ。つまり，種類が異なるストレッサであっても，それらは1つの「圧力」（stress）として生体のこころと身体に負荷をかけ，それが身体的な症状として現れるのである。生理学や心理学に「ストレス」という概念を本格的に導入し，身体の症状や健康と結びつけたことは，セリエの大きな功績の1つである。

汎適応症候群が現れる過程を示したのが図4-1である。まず，ストレッサに遭遇した直後には，一時的に抵抗力が下がるが，やがて体内の生体機能が整うと，平常時より抵抗力が高まる（警告

★ ホメオスタシス　　　　　　　　　　　　　　　　　　　　　　　　*Column* ❶
　キャノンが提起した概念。外界環境の変化に対して内部環境（体温・血糖値・体液量など）の安定性・恒常性を維持しようとする生体の調整機能（homeostasis；home-は"同じ"，stasis は"状態"の意）。生理的なストレス反応も，ホメオスタシス的な機能があると理解されている。

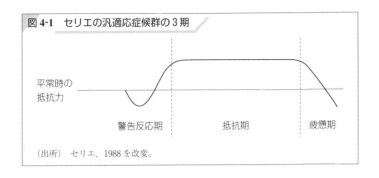

図 4-1　セリエの汎適応症候群の 3 期

平常時の
抵抗力

警告反応期　　　　　　抵抗期　　　　　　疲憊期

（出所）　セリエ，1988 を改変。

反応期）。それ以降しばらくの期間は，抵抗力が維持され，目立
った症状は消失して，適応が安定した状態が続く（抵抗期）。しか
し，その後もストレッサが除去されない状況が続くと，やがて生
体機能は破綻をきたし，抵抗力が激減してしまう（疲憊期）。疲憊
期が続いて抵抗力が失われていくと，より大きな疾患や死亡につ
ながる。

ストレス反応の生理的
仕組み

こうしたストレス反応が起きているとき，
身体の中で主にはたらくのが HPA 軸と
自律神経系である（図 4-2）。

HPA 軸は，視床下部（hypothalamus；第 5 章 *Column* ❸ 参照）・下
垂体（pituitary）・副腎皮質（adrenal cortex）からなる。図 4-2 に
示すように，HPA 軸はコルチゾールの分泌を促し，血糖値を上
昇させて全身にエネルギーを配給するなどして，ストレス状況へ
の抵抗力を高める。

★ コルチゾール　　　　　　　　　　　　　　　　　　　　　　　　*Column* ❷
　副腎皮質から分泌される糖質コルチコイドの主たる成分。ブドウ糖の生成を
促すほか，外傷時の炎症を抑える作用をもつ。一方で過剰分泌により成長ホル
モンの抑制，内臓脂肪の蓄積，海馬（記憶などをつかさどる脳の部位）の収縮
などが起こる。ストレス反応の生理的指標として用いられることも多い。

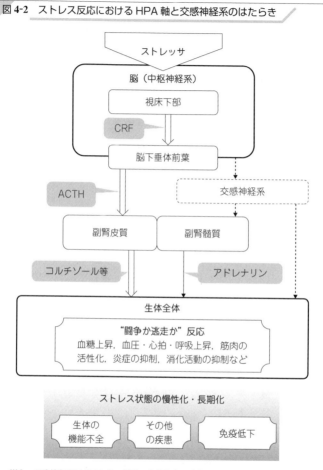

図 4-2 ストレス反応における HPA 軸と交感神経系のはたらき

ストレッサ

脳（中枢神経系）

視床下部

CRF

脳下垂体前葉

ACTH

交感神経系

副腎皮質　　　副腎髄質

コルチゾール等　　　アドレナリン

生体全体

"闘争か逃走か" 反応
血糖上昇，血圧・心拍・呼吸上昇，筋肉の
活性化，炎症の抑制，消化活動の抑制など

ストレス状態の慢性化・長期化

生体の
機能不全

その他
の疾患

免疫低下

(注)　二重線矢印は HPA 軸の活動，点線矢印は自律神経系（特に交感神経系を図に
示した）の活動を表す。CRF（副腎皮質刺激ホルモン放出因子）と ACTH（副
腎皮質刺激ホルモン）はストレス知覚後に血中に分泌される。コルチゾール
は生体のエネルギー源であるブドウ糖の生成を促すほか，外傷時の炎症を抑える。
アドレナリン（別名エピネフリン）は交感神経の興奮とともに "闘争か逃走か"
反応を促進する。ストレス状態が慢性化すると，長期的な問題・症状へとつな
がる。

一方，自律神経系は，心身の"闘争か逃走か"反応を主につかさどる交感神経系と，休息や回復を促す副交感神経系とに分かれる。ストレス反応時は，主に交感神経系のはたらきが活発化し，副腎髄質をはじめ全身の平滑筋や腺にはたらきかけることによって，外部への抵抗力が高められる。

　これらのストレスに対する身体的反応は，環境の変化に対応するために一時的には有効な反応である。しかしストレス反応が頻繁に惹き起こされたり，休息しないまま長く続いたりすると，心身に負荷がかかってしまう。外界の変化に適応するための代償として生体機能が低下し，疾患のリスクが高まってしまうのである。

身体の症状や疾患への
つながり

ストレス反応の慢性化は，より具体的な身体疾患のリスクを高める。特に体内に侵入したウイルスや細菌などの異物を排除しようとする免疫機能の低下は重要である。S. コーエンら（Cohen et al., 1991）は，約 400 人の健康な大学生ボランティアの鼻腔に風邪のウイルスを直接付着させ，風邪の発症とストレス体験の量との関係を調べた。その結果，最もストレスが多かったグループは，最も少ないグループの約 2 倍（47% 対 27%）の率で風邪が発症した。特に 1 カ月以上続くストレスがある場合に，風邪の発症が多くなるともいわれている。

　そのほか，ストレスが関連する可能性のある疾患のリストを表4-1 に示した。いずれもストレスが単一の原因というわけではないが，その症状の発生や進行にストレスが寄与する可能性のある疾患が幅広くあげられており，こころと身体を総合的にとらえることの重要性が見て取れる。

表 4-1　ストレスを含む心身医学的な配慮が必要な疾患の例

領　域	疾　患　名
呼吸器系	気管支喘息，過換気症候群，神経性咳嗽，喉頭痙攣，慢性閉塞性肺疾患など
循環器系	本態性高血圧症，本態性低血圧症，起立性低血圧症，冠動脈疾患（狭心症，心筋梗塞），発作性上室性頻脈，神経循環無力症，レイノー病など
内分泌・代謝系	糖尿病，甲状腺機能亢進症，神経性食欲不振症，神経性過食症，単純性肥満症，愛情遮断小人症，偽バーター症候群，心因性多飲症など
神経・筋肉系	筋緊張性頭痛，片頭痛，慢性疼痛性障害，チック，痙性斜頚，筋痛症，吃音など
皮膚科領域	アトピー性皮膚炎，慢性蕁麻疹，円形脱毛症，皮膚瘙痒症など
外科領域	頻回手術症，腹部手術後愁訴（いわゆる腸管癒着症，ダンピング症候群ほか）など
整形外科領域	関節リウマチ，腰痛症，外傷性頚部症候群（いわゆるむち打ちを含む），多発関節痛など
泌尿・生殖器領域	過敏性膀胱（神経性頻尿），夜尿症，インポテンス，遺尿症など
産婦人科領域	更年期障害，月経前症候群，続発性無月経，月経痛，不妊症など
耳鼻咽喉科領域	メニエール症候群，アレルギー性鼻炎，嗄声，失語，慢性副鼻腔炎，心因性難聴，咽喉頭部異常感など
眼科領域	視野狭窄，視力低下，眼瞼痙攣，眼瞼下垂など
歯科・口腔外科領域	口内炎（アフタ性），顎関節症など

（出所）　小牧ほか，2006 より作成。

2 生活の中のストレッサ

ここまではストレス反応の仕組みに焦点をあててみてきたが，一方で，その源となるストレッサにはどのようなものがあるのだろうか。T. H. ホルムズと R. H. レイ（Holmes & Rahe, 1967）は，人生の中でしばしば起こる大きな変化や出来事，すなわちライフイベントに着目した研究を行っている。表4-2は，主要なライフイベントをリストし，各イベントの重大さを数値化したものである。各イベントの数値は"結婚"を基準点（50）とした比較によって数値化がなされている。なお，体験イベントの数値合計が大きいと，その後の身体疾患の発生率が高まることが報告されている。

日常的なストレッサ

表4-2にあげたライフイベントのような大きな出来事は，1つひとつの衝撃度は大きいが，日常生活で頻繁に遭遇するとは限らない。しかし私たちの実生活には，人間関係でのトラブル，難しい仕事，周囲の騒音など，些細だが苦痛なストレッサがたくさんある。こうした日常的に頻繁に出合う些細なストレッサは，デイリーハッスルズ（daily hassles，日常的ないざこざの意）と呼ばれ，ライフイベントよりも心身の健康との関連が深いとの調査結果もある。大きなライフイベントだけではなく，日常的なストレッサにいかにうまく対処するかが，私たちの健康には重要といえる。

表4-2　ライフイベントとその衝撃度

ライフイベント	衝撃度*	ライフイベント	衝撃度*
1.　配偶者の死	100	25.　目立った業績の達成	28
2.　離　婚	73	26.　妻の就職・離職	26
3.　夫婦の別居	65	27.　入学・卒業	26
4.　刑務所などでの拘留	63	28.　生活環境の変化	25
5.　家族の死	63	29.　生活習慣の見直し	24
6.　自身のけがや病気	53	30.　上司とのトラブル	23
7.　結　婚	50	31.　勤務時間・条件の変化	20
8.　職業の解雇	47	32.　転　居	20
9.　夫婦の和解・調停	45	33.　転　校	20
10.　退　職	45	34.　余暇活動の変化	19
11.　家族の健康上の変化	44	35.　教会活動の変化	19
12.　妊　娠	40	36.　社会的活動の変化	18
13.　性生活上の問題	39	37.　1万ドル以下の借金	17
14.　家族の増加	39	38.　睡眠習慣の変化	16
15.　仕事上の再適応	39	39.　食習慣の変化	15
16.　経済状態の大きな変化	38	40.　家族団欒の頻度の変化	15
17.　親しい友人の死	37	41.　休　暇	13
18.　他職種への異動・転職	36	42.　クリスマス	12
19.　夫婦の口論回数の変化	35	43.　軽微な法律違反	11
20.　1万ドル以上の借金	31		
21.　担保や貸付金の損失	30		疾患発症率
22.　子どもが家を離れる	29	1年間の合計　300点以上	79%
23.　仕事上の責任の変化	29	200点以上	51%
24.　配偶者の親族とのトラブル	29	150点以上	37%

（注）　＊：各イベントへの"再適応"がどの程度大変か，時間がかかるかを表した数値。
（出所）　Holmes & Rahe, 1967 を改変。

3 ストレスと向き合う心理的プロセス

ここまでみてきたように，私たちの生活
には さまざまなストレッサがあり，それ
が心身への負荷となることは確かである。

ストレスの心理学的モ
デル

しかし，同じストレッサに直面した場合でも，それに圧倒されて
強いストレス反応を示す人もいれば，あまり大きなストレス反応
を示さず良好な状態を保つ人がいるのも事実である。つまり，ス
トレッサはすべての人に一様にストレス反応を惹き起こすわけで
はなく，一定の個人的なプロセスを経て，ストレス反応の出方は
決まってくるのである。

　こうした個人内のプロセスをモデル化したのが，R. S. ラザル
スと S. フォルクマンのトランザクショナルモデルである（図 4-
3；Lazarus & Folkman, 1984）。人間は，実験室のネコやネズミの
ように，ストレッサの影響を一方的に受けるのではなく，それを
こころの中でさまざまにとらえたり，元の状況に自らはたらきか
けたりしながら，ストレッサとの間で一連の処理や相互作用（ト
ランザクション，transaction）を行う。そうした人間の認知や行動
によってストレス反応の現れ方が左右されることを重視した心理
学的なモデルである。以下，その各過程を説明する。

認知的評価

同じ刺激や状況であっても，人によって，
時と場合によって，その受け取り方はさ

まざまである。この "受け取り方" は，認知的評価の過程と呼ば
れ，「出合った状況が，自身のウェルビーイングに関わるかどう

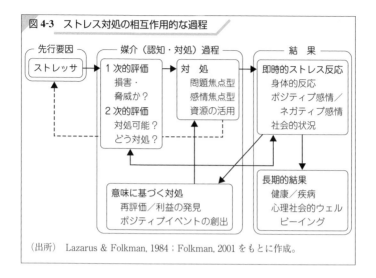

図 4-3　ストレス対処の相互作用的な過程

先行要因
ストレッサ

媒介（認知・対処）過程
1 次的評価
　損害・
　脅威か？
2 次的評価
　対処可能？
　どう対処？

対　処
　問題焦点型
　感情焦点型
　資源の活用

意味に基づく対処
　再評価／利益の発見
　ポジティブイベントの創出

結　果
即時的ストレス反応
　身体的反応
　ポジティブ感情／
　ネガティブ感情
　社会的状況

長期的結果
　健康／疾病
　心理社会的ウェル
　ビーイング

（出所）　Lazarus & Folkman, 1984；Folkman, 2001 をもとに作成。

か，関わるとすればどのように関わるのかを判断する過程」と定
義される。

　人はまず，自分が直面した状況が，自分にとって "ストレスと
なるかどうか" を判断する。これを 1 次的評価と呼ぶ。特にスト
レスとなる状況への 1 次的評価は，①損害：すでにダメージや損
害を受けた（例："試合に負けてしまった"），②脅威：これから損害
や喪失の可能性がある（例："試合に負けるかもしれない"），③挑
戦：成長やさらなる利益のための機会（例："試合で自分の力を発揮
できるかもしれない"），の 3 種に大別できる。

　次に，その状況に対して "対処できるか，どう対処するか" を
判断する 2 次的評価が行われる。ここでは，自身のもっている資
源やレパートリーの中から，実際にどのような対処を行うのがよ
いかが考慮・選択される。これらの 1 次的・2 次的評価の結果に
よって，不安が喚起されたり，意欲が喚起されたり，その両方が

喚起されたりと，感情的反応も左右される。

対処行動：問題焦点と
感情焦点

評価の過程に基づいて，ストレス状況を
うまく扱うための認知的・行動的な努力
が行われる。これを対処（コーピング，
coping）と呼ぶ。

対処は大きく2種類に分けられる。1つは，"苦痛をもたらす
問題を処理・変化させるため"，問題に直接的・積極的にはたら
きかけるもので，問題焦点型対処と呼ばれる。問題の整理，解決
法の考案，解決法の実行などがこれにあたる。

もう1つは，問題そのものには直接はたらきかけず，"問題に
対する感情的反応を制御するため"のもので，感情焦点型対処と
呼ばれる。場面からの逃避，気晴らし，回避的思考（問題につい
て考えないようにする），再評価（状況をとらえ直して認知的評価を変
える）などがある。

これらの対処は，それぞれにストレス反応を低減させる作用を
もっているが，一長一短の性質がある。特に，コントロール可能
性（自分の努力で事態を変えられる可能性）が高い状況には問題焦点
型対処，低い状況には感情焦点型対処を用いることが有効といわ
れる。また，これと反対の組み合わせで対処を行うと，かえって
ストレス反応が高まってしまうともいわれている。よい対処は状
況に対する「あてはまりのよさ」によって決まるというこの考え
方は，Goodness of Fit 仮説と呼ばれている。

4 さまざまなストレス対処

困難な状況への対処こうしたトランザクションのプロセスは，実際の困難の中ではどのように進んでいくのであろうか。人間は，苦しい状況に向き合うとき，問題の解決をひたむきにめざす対処や，"ストレス発散"のような感情焦点型の対処ばかりを行っているわけではない。ストレスに向き合うプロセスについて考えると，ネガティブな状態をいかに軽減するかに焦点があたりがちだが，実際の人間は，苦しい状況の中ででも，楽しみを見出したり，やりがいや意味を見出したりすることがある。

フォルクマンは，HIV に罹患したパートナーをケアするゲイカップルを対象に，日々のケアや死別の困難さをどのように受け止めているかを調査した。その結果，彼らが高いネガティブ気分をかかえていることを明らかにすると同時に，同じくらい頻繁にポジティブな気分をも体験していることを見出している。彼らは，自分に起きたことのよい面（"成長している""人の役に立っている"）を見出す「再評価」を行ったり，日々のささやかな課題に「問題焦点型対処」（布団をきれいにしたり，事務手続きをしたり）をとることによって達成感や有効性の感覚を得たり，生活の中で起きたことにポジティブな意味をみつけて味わう「ポジティブイベントの創出」（別れの際の感謝の言葉を思い出したり，美しい夕日について書きとめたり）を行っていたという。

その他の研究でも，心臓発作，がんへの罹患，近親者との死別

など，重大で対処困難なストレス状況におかれた者が，その経験に利益の発見（benefit finding：BF）を行うことが知られている。苦痛な状況によって，生命の価値を実感した，人生の目的を見直した，親しい人へ感謝した，自身が成長したなどの利益の発見をする者がおり，それに伴ってストレス反応の低下や免疫力の維持，そして生存期間の延長までみられることが報告されている（Bower et al., 2008）。いずれも，本当の困難のさなかにあるときに，人生のネガティブな面とポジティブな面とを包括して生きていこうとする人間の知恵や強さが垣間みえる。

社会的関係の中での対処

ここまでは，1人の人間の中でのストレス過程について述べてきた。一方で人間は社会的な動物であり，他者とのつながりの中で大きな困難に対処することも多い。友人や家族から支えを受けることは，ストレスへの対処を効果的にし，情緒の安定を支える。こうした他者からの具体的・情緒的な援助や支持は社会的サポート（ソーシャルサポート）と呼ばれ，ストレッサの衝撃を緩和したり，ストレス反応を軽減したりする重要な資源である。

　特に私たちは困難な状況におかれたときに，その出来事や自分の気持ちについて，自然と誰かに話をしたくなることがある。自分の苦痛な感情体験を他者にうちあける行動は，一般に自己開示といわれる。自己開示には，気分を改善する心理的な効果があるうえに，コルチゾールレベルの低下や免疫状態を高める生理的な効果もあるとされる。また，自己開示は，他者との関係を深め，他者からのケアを引き出しやすくする側面もある。ある実験では，スピーチ課題を課せられて緊張している状態のとき，その人が「緊張している」などと自身の感情を開示した場合のほうが，開

示しない場合よりも，援助を受けやすく，好感をもたれやすいことが示されている（Graham et al., 2008）。

このように，人間がストレス状況におかれたときに，他者とのつながりを確保しようとする傾向には，生物学的な基盤があるともいわれる。S. E. テイラーらは，それを世話と親密化（tend-and-befriend）反応として理解している。ストレッサに直面した際に，身体内では前述のアドレナリンだけではなく，オキシトシンが多く分泌される。オキシトシンは，子孫の世話や他者との接触を行いやすくするホルモンである。ストレスや危険に対して，集団的な防御や対処を行えるようにし，自分と自分の子孫を守ろうとする仕組みと考えられている。"闘争か逃走か"だけではなく，他者と近づき合い助け合うことを通してストレスに対処する仕組みも，人間には備わっているのである（Taylor et al., 2000）。なお，この反応は女性に顕著にみられるといわれ，ストレス過程の性差を考えるうえでも重要である。

5 ストレス対処を支えるもの

ストレスに関する知識
の効果

ここまで，ストレスとなる出来事や，それに対する個人の反応プロセスに注目をしてきた。しかし近年の研究では，そもそも「ストレスをどういうものととらえているか」ということ自体が，心身の反応に影響することが指摘されている。

A. J. クラムらは，"個人がストレスについて，どれだけ心身に影響を及ぼすものと考えているか"というストレスマインドセッ

トについて調べ，“ストレスが心身によい結果をもたらす”と考えている人のほうが“ストレスは心身に悪い影響を及ぼす”と考えている人より，健康，パフォーマンス，ウェルビーイングが良好であることを示している。特に，動画等の教材によって“ストレスはパフォーマンスの向上に役立ち，健康や成長を増進する”というマインドセットの操作を受けた者は，「スピーチ課題をして評価を受ける」といった社会的なストレスにさらされた場合に，ポジティブ気分や認知的柔軟性を高く示し，コルチゾールと反対の作用をもつとされる DHEA の分泌量が多かったことが示されている（Crum et al., 2017）。

　ストレスをただ不快なもの・有害なものとだけ認識するのではなく，それがもつ促進的・有益な面にも注目して理解することは，ウェルビーイングの形成に重要であるといえよう。

```
┌──────────────┐
│   資源を備える   ╲
└──────────────┘
```
また，認知的評価や対処などのミクロな要因とは別に，ストレスを乗り越えるうえで重要なのは資源（リソース，resource）の存在である。資源とは，自尊心，親密な関係，健康など“それ自体が価値あるもの”や，金銭，福祉サービス，信用など“価値あるものを得るための手段となるもの”を指す（Hobfoll, 2002）。上述のストレスに関する知識や，ソーシャルサポートも重要な資源の1つである。

　ストレスの過程を，この資源の減少―増加の過程としてとらえたのが，S. E. ホブフォール（Hobfoll, 1989）の資源保護理論（conservation of resources theory）である。この理論では，ストレスは主に資源の減少や損失によって起きるとされる。したがって，資源を多くもっているほどストレス状況にも耐えられると理解される。たとえば，病気になって健康という資源を失いつつあるス

トレス状況においても，医療費を払う金銭（経済的資源）や，"自分は病気を治せる"という自己効力感（心理的資源）などがあれば，病院を受診して，健康という資源を守ることができる。また，もし個人の資源が枯渇した場合でも，支えてくれる家族や機関（社会的資源）があれば対処が可能になる。人はある資源を失っても，また別の資源を取り入れたりしながら適応を試みていくものだが，利用可能な資源が枯渇している場合には，小さなストレス状況であっても心身の不調をきたしやすくなるのである。

　資源に注目する立場は，評価や対処などの個人の内的なプロセスに注目する立場とは異なる，マクロな視点を提供してくれる。コミュニティレベルでの援助や，資源の喪失と再獲得が課題となる生涯発達の援助にも役立つ視点である。

6 ストレスマネジメント

　実際に私たちがストレスをうまく扱えるようになるためには，どうすればよいのであろうか。すでにみてきたように，ストレスの反応を左右する個人的要因は「認知的評価」と「対処行動」である。そのためストレスマネジメントの方法は，「認知」と「行動」に注目した認知行動療法のアプローチに基づいてなされることが多い。以下ではその技法の一例をみていく。

　認知的なマネジメント　　ストレッサへの「認知的評価」，つまり出来事や刺激の受け取り方を変える手法は認知再構成と呼ばれる。たとえば，友人にメールを送ったが，返信が3日間なく，不安になって悩んでいる人がいるとする。あ

る出来事（メールに3日間返信がない）が，ある感情（不安）を惹き起こしているときには，その間には何らかの認知的な解釈（例："きっと自分のことを嫌いなのだろう"）が行われているはずである。このとき，自分のこころの中に自動的に浮かんでいる認知や思考に気づき，その妥当性を自ら検証して（"でも先週は楽しく遊んだ""他の人も彼は返信がルーズだといっていた"），現実的な思考を再構成していくのである（"何かのきっかけで返信を忘れたのであって，自分を「嫌い」だから返信しないということではないだろう"）。

　認知的な手法にはほかに，合理的な考え方を自身に繰り返し言い聞かせる自己教示訓練などがあり，うつや不安の緩和などに広く活用されている。また，注意に焦点をあてるという点では，マインドフルネスも認知的なマネジメントの重要な要素といえる。

　　　　　　　　　　　　　　ストレス状況に対して回避的な対処をと

行動的なマネジメント

り続けると，気分が抑うつ的になり，行動が消極的になり，それがさらに回避傾向を強めてしまうことがある。抑うつ気分はこうした悪循環の中で維持されやすく，楽しさや達成感を感じる機会をどんどん遠ざけてしまう。そこで，現在の気分状態においても実行可能な小さな行動計画を立て，小さな達成感や喜びを感じることをめざしていく，**行動活性化**という手法がある。行動の結果として達成感や喜びを味わうことが目的なので，理想的で壮大な行動計画ではなく（例：海外旅行に行く／毎朝ジョギングする），手近で楽しく取り組めそうな行動計画

★ マインドフルネス　　　　　　　　　　　　　　　　　　　　　　*Column* ❾
　「いま・ここ」に起きていることに意図的に注意を向け，その善し悪しを評価せずに，あるがまま気づいている状態のこと。マインドフルネス認知療法など種々の手法が，抑うつの再発予防をはじめ，身体疾患のマネジメントやQOL の向上に応用されている。仏教やヨガ，禅などの東洋思想と認知行動療法が統合されたアプローチとして発展している。

（例：近所の新しいパン屋に行く／水曜の朝だけバス停1つ分歩く）を立案・実行し，その小さな手ごたえを次の活動の動機づけとして，よい循環を生み出していく手法である。

　その他，よい対人関係を築いたり，対人関係上の問題に対処したりするための行動を体系的に学習・訓練するソーシャルスキルトレーニング（SST：social skills training）も，行動面の改善に有効である。

　これらストレスマネジメントに関する知識やスキルは，専門家のみが知る内容ではなく，生きる知恵として広く存在しているものである。心理学的な観点からそれを整理したり，効果を検証したりすることで，心身の健康とウェルビーイングを支える手法として洗練させていくことが，健康・医療心理学の役割の1つでもある。

 やってみよう／ためしてみよう

1）　表4-2のライフイベントの表をチェックして，自身のストレス状況と心身の健康状態について考察しよう。
2）　自分が得意な対処，苦手な対処について考え，ストレスとの向き合い方の改善点について考察してみよう。
3）　認知行動療法に基づくストレスマネジメントの手法について調べ，実際にやってみよう。

 学習文献案内

小杉正太郎編（2006）『ストレスと健康の心理学』朝倉書店
谷口弘一・福岡欣治編（2006）『対人関係と適応の心理学——ストレス対処の理論と実践』北大路書房
室伏きみ子（2005）『ストレスの生物学——ストレス応答の分子メカ

ニズムを探る』オーム社

竹中晃二編／上里一郎監修（2005）『ストレスマネジメント──「これまで」と「これから』ゆまに書房

越川房子監修（2007）『ココロが軽くなるエクササイズ』東京書籍

ラザルス，R.S.／本明寛監訳（2004）『ストレスと情動の心理学──ナラティブ研究の視点から』実務教育出版

ラザルス，R.S.・フォルクマン，S.／本明寛・春木豊・織田正美監訳（1991）『ストレスの心理学──認知的評価と対処の研究』実務教育出版

第5章 食生活とウェルビーイング

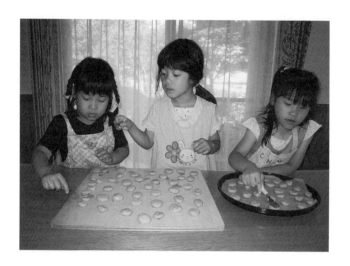

この章で学ぶこと ●●●●●●●●●●●●●

　1970年代以降，日本では社会の変化，食産業の変化，生活の変化が著しく，それに伴い食生活も大きく変化している。食べることは健康を維持していくうえで中心的な役割を果たすが，食には多様な側面があり，社会文化的な側面にも注目する必要がある。本章では，食行動に関する生理的・認知的メカニズムを学習し，そのうえで，現代日本における食生活の現状，および食と深く関係する体型についての現状と問題点を検討する。それらをふまえて，食生活におけるウェルビーイングとはどのようなものなのかを，広い視野から考えていく。

1 日本人の食生活の現状

● 中食・コンビニ利用，欠食など

　日本人の食生活は 1970 年代から大きく変わってきた。その代表的な変化として次の 4 つがあげられる。

　第 1 は，和食中心から洋食中心に変化したことである。すなわち，純供給量という観点では，1 日 1 人あたりの純供給量はこの 40 年間で米と野菜が減少し，肉類，牛乳・乳製品が増加していること，国民 1 人 1 日あたりのエネルギーの栄養素別摂取量構成比という観点では，この 40 年間で脂質の比率が増加し，炭水化物の比率が減少していることと対応している。この背景には，1970 年代以降ファミリーレストランやコンビニエンスストア，ファストフード店などが出店しその後急成長したことや，自給率が低下し欧米の食材を輸入したり，欧米の食文化が流入したりしていることなどが考えられる。

　第 2 は，食の外部化が進んでいることである（長谷川，2017a）。外食や中食，レトルトや加工品などの増加とともに，自宅で食事をつくることが減少している。1995 年以降は特に，中食に対する食料支出額が増加している。この原因として，家事に費やす時間が減少していること，共働き家庭の増加にもかかわらず男性の家事労働が増加せず，女性が主な家事を担っていること，安価

な外食，中食を手軽に利用できるようになったことなどがあげられる。

第3は，朝食の欠食である。「平成28年 国民健康・栄養調査」（厚生労働省，2017）における，9つの年齢区分別の朝食欠食率は，1～6歳8.6%，7～14歳6.2%，15～19歳14.4%，20～29歳29.8%，30～39歳22.8%，40～49歳19.8%，50～59歳14.6%，60～69歳6.4%，60～69歳3.7% であった。どの年齢区分の欠食率も低いとはいえないが，特に15～19歳から増加し，単身が多い20代でピークを迎え，以降年齢とともに減少している。同調査における1986～2016年までの約30年間の朝食の欠食率の変化について，2014～16年の直近の3年間の平均値を1986～88年の3年間の平均値と比較すると，各年齢区分において1.4～3.1倍に増加している。このような朝食の欠食には，生活の夜型化による就寝時刻・起床時刻の遅延，睡眠時間が短くなっていることが関係している。幼児では，欠食の頻度が高い幼児の母親も欠食しがちであり（厚生労働省，2006)，母親の食生活が子どもの食生活に影響を与えることがわかる。先行研究では朝食の欠食や睡眠時間の短さが肥満を招くとの報告もあり（Taheri, 2006)，朝食の欠食や生活の乱れが健康に影響を及ぼすことが科学的に示されている。

第4は，共食の減少である。特に子どものいる家族では，子どもだけで食べる孤食，食卓をともにする家族が同じものを食べず，個人ごとに食べるものが異なる個食などが少なくない。このよう

★共　食　　　　　　　　　　　　　　　　　　　　　　　　　　*Column* ❷
　人類学的には，食物をともに食べ，それによって集団の共同，連帯を確認する意味をもつものをいう。より具体的には，外山（2008）では，食物を独占せず，他個体に分け与える配慮，摂食によってもたらされる喜びや楽しさの共有，そのことによる個体間の結びつきの高まりとしている。

な食卓の背景には，家族メンバーの生活時間帯のずれや，家族が互いを尊重すると称して自分の好きな食品を自由に食べることを否定しないことが関係している。そのような食品選択の自由さの背景には，家庭での手づくり料理の減少の中，食べたいものを容易に入手できる環境があることも見逃せない。

<h2>2　食行動のメカニズム</h2>

　食行動には，何をどれだけ食べるかという側面がある。本節では，何をどれだけ食べるかについて，どのようなメカニズムや要因が関与しているのかみていこう。

何を食べるか：社会的な環境と食物選択

食行動は，狭義には食べ物を口に入れる摂取行動をいうが，広義には食べ物の探索行動，調理行動，摂取行動，排泄行動の4つのプロセスをいう（今田，1996）。何を食べるか，すなわち食物摂取に至るまでの過程には，多様な個人の要因や社会的要因が関係する。図5-1は，食物選択に影響を与える過程を示している。このモデルでは，食物摂取には大きく，食物の要因，個人の要因，経済・社会要因の3つが関わっており，それらが複雑に絡み合って食物が選択され，食物摂取に結びつくことが示されている（Shepherd, 1985）。

どれだけ食べるか：空腹感と満腹感，満足感

人間は空腹感により食行動を開始し，満腹感により食行動を終了する。すなわち，どれだけ食べるかには生理的要因が関与する。空腹と満腹のメカニズムに関する従来の理論としては，脳

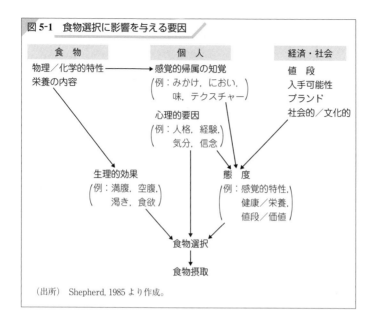

図5-1 食物選択に影響を与える要因

食 物
物理／化学的特性 ──→ 感覚的帰属の知覚
栄養の内容
（例：みかけ，におい，
味，テクスチャー）

個 人

経済・社会
値 段
入手可能性
ブランド
社会的／文化的

心理的要因
（例：人格，経験，
気分，信念）

生理的効果
（例：満腹，空腹，
渇き，食欲）

態 度
（例：感覚的特性，
健康／栄養，
値段／価値）

食物選択

食物摂取

（出所） Shepherd, 1985 より作成。

の視床下部の腹内側核（満腹中枢）と外側核（空腹または摂食中枢）が関与しているとする中枢説が有力であった。しかし，近年の遺伝子研究などを通して，満腹・空腹は中枢説のような単純な概念ではなく，他のいろいろな脳の組織と相互作用があること，主に視床下部に分布している神経伝達物質や脂肪細胞からつくられたさまざまな種類のペプチドホルモンが関与していると考えられるようになった。

どれだけ食べるかには認知的な要因も関与する。その代表的な

★ 視床下部　　　　　　　　　　　　　　　　　　　　　　　　*Column* ❸
　間脳にあり，本能，自律神経を制御する部位。間脳は視床と視床下部からなる。視床下部は摂食行動，性行動などの本能行動，体温調節や下垂体ホルモンの調節の中枢，怒りや不安などの情動行動の中枢である。

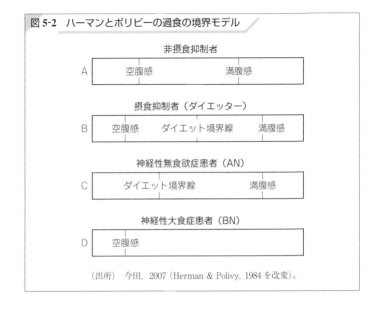

図5-2 ハーマンとポリビーの過食の境界モデル

非摂食抑制者

A | 空腹感 | 満腹感 |

摂食抑制者（ダイエッター）

B | 空腹感 | ダイエット境界線 | 満腹感 |

神経性無食欲症患者（AN）

C | ダイエット境界線 | 満腹感 |

神経性大食症患者（BN）

D | 空腹感 |

（出所）　今田，2007（Herman & Polivy, 1984 を改変）。

モデルの１つとして，C. P. ハーマンと J. ポリビー（Herman & Polivy, 1984）の過食の境界モデルがある（図5-2）。このモデルでは，生理的には空腹感と満腹感によりコントロールされているが，それはいずれも不快なものであり，空腹と満腹の２本の境界線の間で認知的に食行動をコントロールしていると考えている。すなわち，人間は食べ過ぎて不快になる前に，自分がこの量でよいと判断したところで食行動を終了しているのである。特にダイエッターは生理的な満腹感のかなり手前で食行動を終了する。この終了時点をダイエット境界線という。このモデルによると，摂食障害の１つである神経性無食欲症は，空腹感をもつことがなく，なかなか食行動が開始されない。開始されたとしてもかなり少量の食べ物を摂取したところにダイエット境界線があり，食行動を

終了してしまう。一方，神経性大食症では，空腹感のみがあり，生理的な満腹感がないために胃腸の容量が許す限り食べ物を食べ続けることとなる。

3 食行動の発達

● 食べることの原点

人間の食行動には，他の霊長類とは異なる特徴が2つある。

第1は，人間の食行動の原点である哺乳行動である。霊長類は，哺乳するときは休みなく飲み続け，満腹になったら飲まなくなるのに対して，人間の赤ちゃんは，母乳・人工乳にかかわらず，飲んでいる途中でときどき休む。この違いは次のように説明できる。野生の世界ではいつ敵がおしよせるかわからず，一度哺乳するチャンスを逃すと次回いつ哺乳ができるかわからない，ひどい場合は死んでしまうという可能性がある。したがって，霊長類では，栄養摂取の効率が生命維持のうえで何より優先される。一方，人間の赤ちゃんが哺乳を休むときの母子の行動を観察すると，母親の側は身体を揺さぶり，揺さぶり終わると赤ちゃんは再び哺乳するといったことが繰り返される。したがって，人間の食には，他の霊長類とは異なり，コミュニケーションが埋め込まれているということがわかる。

その後の年齢について，幼児期の母親と子どもの食事場面の行動観察に基づく研究（外山，2008）をみてみる。離乳期は，子どもが言葉にはならない声を発したら，それを母親が食行動に関係のある言葉に意味づけをしながら食事が進む。1歳になると子どもと母親の食事場面の発話は「あーん→（食べる）→おいしい？」

というパターンでやりとりがあり，2,3歳になると，子どもが多様な話題に関するおしゃべりをもち込み，母親は子どもの食欲に応じておしゃべりを調整する役割をしている。すなわち，やりとりをしている場としての食事は，母子の共同によって成立しているのである。

第2は，共食（*Column* ❷参照）である。共食ができるのは，人間が食物の向こう側にいる他者の心を想像できるからであり，自分の分け与えた食物が他者を喜ばせることをイメージできるからといえる（外山，2008）。共食を通して，嫌いな食べ物を好むようになったり，何をどのように食べるのかを学習できるようになるのである。

4 肥満，隠れ肥満とやせ，やせ願望

食行動は人間の体型に影響を与える。人間の体型は摂取エネルギーと消費エネルギーのバランスによって変化する。すなわち，肥満は食べ過ぎと運動不足により，やせは小食により生じる。本節では，肥満とやせの現状とそれらに関連する食行動を検討し，最後にメタボリックシンドロームについてみていくこととする。

日本人の肥満とやせの現状とやせ願望

日本人の子どもと成人の体型は1980年代以降変化している。成人では，女性はやせ傾向，男性は特に中年において肥満傾向が示されている。1947年以降の20歳男女のBMIの変化をみてみると，1947〜71年までは女性のほうが男性よりも高く，1970〜85年頃までは年次によって男女の値が交錯する時期が続

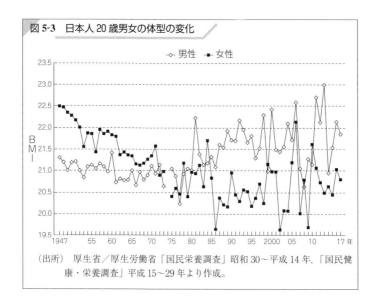

図5-3 日本人20歳男女の体型の変化

（出所）　厚生省／厚生労働省「国民栄養調査」昭和30〜平成14年，「国民健康・栄養調査」平成15〜29年より作成。

き，1985年頃以降は男性のほうが女性よりもBMIが高くなっている（図5-3）。また，1980〜2017年の20歳以上の肥満とやせの割合は次の通りである（厚生労働省，2018a）。肥満は，男性では特に30代以上が増加し，女性では40〜50代が減少している一方，やせは，男性では20代のみで微増しているが，女性は20〜30代を中心にどの年齢区分でも徐々に増加している。

　子どもでは，体型の両極化，すなわち肥満とやせの両方の増加

★ 肥満とやせの判定基準　　　　　　　　　　　　　　　　　　*Column* ❹
　一般的に，体格はBMI（body mass index；体重〔kg〕/身長〔m〕²）と肥満度（$\frac{\text{実測体重} - \text{身長別体重}}{\text{身長別体重}} \times 100$〔%〕）で表される場合が多い。BMIに基づく成人の肥満の基準は25.0以上（高度肥満は35.0以上），低体重（やせ）は18.5未満である（日本肥満学会，2016）。子どもの肥満の基準では，年齢により数値は異なるBMIの絶対値を使用せず，主に肥満度を使用する。肥満度については20%以上を肥満（かつ／または体脂肪率の有意な増加），−20%以下をやせという（日本肥満学会，2017）。

がみられている。「平成 30 年度 学校保健統計調査」（文部科学省, 2019）で, 6〜14 歳の 1977〜2018 年における肥満とやせの割合の推移をみてみると, 肥満は, おおよそどの年齢も 1977 年から 2002 年頃まで増加し, 以降 2010 年頃まで減少, その後は再び増加しつつある。やせは, 1985 年から 2000 年頃までの間は特に 9 歳以上のやせの増加が著しく, 以降この 10 年でも微増している。

やせの背景には, やせ願望がある。やせ願望は, 本人が知覚・認知している現在の自己体型像と理想化された体型像との差異によって生じる。やせ願望をもつ人の割合は, 一般に女性のほうが男性より高いことはよく知られている。やせ願望の背景には, テレビやファッション雑誌などメディアに登場する女性がやせていること, 母親が自分自身の体型や娘の体型への関心が強いこと, 競争心や達成感, 女性の役割をはじめとする広範囲に及ぶ信条を強くもっていることなどがあげられる（Ogden, 2003）。

1990 年代後半からやせ願望の低年齢化が指摘されている。小学校 4〜6 年生男女を対象とした調査（深谷・深谷, 2001）において, やせたいかどうか尋ねたところ, 女子の 69.1％, 男子の 44.6％ が今より「少しやせたい」「うんとやせたい」と回答した。また, 現在やせるために何かしていると回答した子どもは, 女子が 16.5％, 男子が 11.4％, 過去に何かしたことがあると回答した子どもは, 女子が 24.4％, 男子が 15.0％ であった。欧米での研究では, 5, 6 歳児からやせ願望がみられると報告するものも少なくない。

このようなやせ願望が, 女性の間に 2 つの現象を生み出している。

第 1 は, 隠れ肥満である。隠れ肥満は, 20 代女性の 3〜4 割と

もいわれている。若い女性の隠れ肥満は、太りたくないために、食事のエネルギーのみを気にして、低エネルギーの食事をとるために食事の質が悪く、その結果として筋肉量と骨量が減少し、体脂肪が増加してしまう。このような隠れ肥満の人は、若くても総コレステロールや中性脂肪等の異常値の出現頻度が高いことが明らかとなっている。

　第2は、出生体重が2500g未満の赤ちゃんの増加である。これには、多胎児の出生の増加だけでなく、妊娠中の母親の体重コントロールが一因といわれている。1970年代頃までは、妊婦は胎児の分も含めて多く食べるようにいわれていたが、妊娠中の過度な体重増加が妊娠中毒症や出産の困難を招くため、妊娠前の体重に応じた適切な体重増加が望まれるようになった。つまり、妊婦の体重コントロールは、助産師による体重コントロールの指導から始まったのだといえる。しかし、次第に妊婦自身が出産後に自分の体型が崩れることを嫌がり、自らコントロールするものへと変化した。低体重で出生した赤ちゃんは、成人・高年期に肥満・糖尿病・脂肪異常症などの生活習慣病をはじめとする、さまざまな疾患のハイリスク群であることが報告されており、母親の妊娠中の体重コントロールが、次世代の子どもの生涯の健康に悪影響を及ぼす可能性があることが指摘されている。

★隠れ肥満 *Column* ⑤
　BMIは「ふつう」または「やせ」の範囲であるものの体脂肪率が高い状態のことを「隠れ肥満」という。「普通体重肥満」と呼ばれる場合もある。定義については明確には定まっていないが、BMIが25未満で体脂肪率が30%以上とされる場合が多い。

1960年代から70年代にかけて，社会心理学において，肥満者の食行動として，外発反応性が注目された。

外発反応性とは，摂食行動が空腹・満腹の生理的欲求によって行われるのではなく，食べ物の見た目や匂い，味などの外的な要因によって生じることをいう。外発反応性は当初，肥満者の食行動の特徴とされたが，その後の研究によって，ダイエッターの特徴であることが明らかとなった。すなわち，肥満者の多くは抑制的な摂食をしており（つまりダイエッター），抑制的な摂食をしていない肥満者には外発反応性がみられなかった。これら一連の研究から，外発反応性は自分の体型を気にして抑制的な摂食をしているダイエッターの食行動の特徴であることがわかった。

ダイエッターには，肥満の人のほかに，体型はふつう，またはやせているのにもかかわらず，自らを太っていると思い込み，やせ願望を抱いている人がいる。これまでの実験から，抑制的な摂食をする人は，ある時点までは抑制できるのにもかかわらず，ある時点から過食をするようになる。これを「脱抑制」という。ダイエッターは，競争心や達成感，親の期待などに関するさまざまな信条によって自己コントロールするが，このような自己コントロールに失敗し，ネガティブな気分と自己批判が生じた結果，「脱抑制」が起きると考えられている（Ogden, 2003）。以上のことから，ダイエットは単純に食べることを抑制するというだけではなく，その背後には自己存在に関する不確かさがあることがわかる。

| メタボリックシンドローム |

永年にわたり生活習慣病の増加が問題になっている。生活習慣病は，個人の生活習慣のひずみの積み重ねにより発症する。初期段階では糖尿病，脂肪異常症，高血圧，高尿酸血症などがあり，最終段階では，がん，心疾患（心臓疾患），脳血管疾患（脳卒中など）が3大生活習慣病と呼ばれる。このうち心疾患と脳血管疾患での死亡数は，日本人の死亡数の約25%を占めている（厚生労働省，2018b）。また，このような生活習慣病の治療には，巨額な治療費が費やされており，国家の財政を圧迫しているという現状がある。

　このような状況を改善し，動脈硬化による心疾患や脳血管疾患を予防するために考えられた概念が，メタボリックシンドロームである。メタボリックシンドロームの診断基準には，肥満，高血圧，高血糖，脂質異常の4つがあげられているが，肥満については体内の脂肪分布，すなわち内臓肥満との関連が重要視されている。原因としては，過度な食物摂取と運動不足だけでなく，生体エネルギー代謝異常があり，内臓脂肪，特に腸間膜領域に蓄積した内臓脂肪の量が，代謝異常の発症と密接に関係している。

　40〜74歳の間でメタボリックシンドロームが強く疑われる，またはその予備群は，男性では53.7%，女性では20.3%であった（厚生労働省，2018b）。子どもに関しては一般の健診では1〜4

★メタボリックシンドローム　　　　　　　　　　　　　　　　　　*Column* ❻
　内臓脂肪型肥満のリスクを強調するために考案された名称で，ウエストは男性では85cm以上，女性では90cm以上で，次の①〜③のうち2項目以上があてはまることが基準とされている。①中性脂肪値150mg/dL以上かつ／またはHDLコレステロール値40mg/dL未満，②空腹時血糖値が110mg/dL以上，③収縮期血圧が130mmHg以上かつ／または拡張期血圧が85mmHg以上である。

％，肥満児検診では 15〜20％ が該当している（原，2006）。さらに，メタボリックシンドロームと判定された子どもは全員，肥満と高中性脂肪血症が認められている（原ほか，2005）。将来の心臓・脳血管系疾患発症の予防のためにも，学童期からのメタボリックシンドロームの現状把握の重要性が指摘されている。

　日本においてメタボリックシンドロームの概念自体は比較的新しく，基準や測定方法などの検討課題が残されている。メタボリックシンドロームの概念が動脈硬化やそれに伴う心臓・脳血管疾患の予防として機能するよう，さらなる研究がまたれるところである。

5　食生活とウェルビーイング

　私たちは健康維持のためにバランスよく食べることを意識する。しかしながら，食は，動物として生命を維持するために不可欠であるだけでなく，共食の項でもみてきたように社会文化的な側面などもあり，多様性をもつものである（長谷川，2012）。ここでは，このような食の多様性をとらえるための調査法を紹介したうえで，食生活におけるウェルビーイングとは何か考えていこう。

食写真法からみえる日常の食

食の多様性をとらえる方法として写真法がある（長谷川ほか，2013）。写真法では，食事の栄養の側面だけでなく，その写真に写り込んだもの（例：ランチョンマット，食器代わりの調理用のザル，食卓上のパソコンや電車の座席，など）から，調査対象者が日常生活の中で食をどのように価値づけているかも浮き彫りにされる。

図 5-4　食写真の例

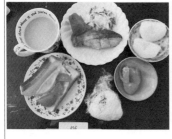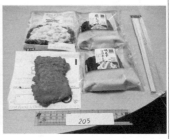

　図 5-4 の左の写真では，おにぎりは握ったときのラップに包まれた状態でテーブルの上に直置きされているが，その他の料理は家族が調理し，皿の上にのせられている。右の写真の食事内容は「おにぎり 2 個，ポテトサラダ，チキンカツ」であるが，写真が映し出している食事は，文字からイメージする食事と異なっていると感じる人も少なくないだろう。栄養指導を行う専門家も，このような食写真法を用いて対象者の食生活だけでない日常生活全体を具体的に把握することによって，その人のありように即した栄養指導が可能になるだろう。

| 食生活におけるウェルビーイングとは | 　近年，食行動とウェルビーイングとの関連性を検討する研究が増えてきた。ウェルビーイングとして測定される変数は， |

★ 食写真法　　　　　　　　　　　　　　　　　　　　　*Column* 7
　一定期間飲食したものすべてを写真撮影し分析する方法。食事量を把握するために，15 cm 定規を手前におき，1 回の食事につき真上と斜め上 45 度からの 2 枚の写真を撮影する。あわせて食事記録として，その食事の「位置づけ」（例：午前 11 時にケーキを食べた場合，その人の位置づけにより「朝食」「昼食」「間食」と異なる），食事時刻，食事場所，つくり手，共食者，そのときの気分や状況等を自由に記録してもらう。

ポジティブ感情（快感情，幸福感など），自尊心，自己コントロール，生活満足などであり，健康的な食生活を営む者はウェルビーイングが得られていることが明らかにされている。

　筆者はこのようなウェルビーイングが高まる根底には幼少期からの食経験の「豊かさ」があるように考える。すなわち，単により多くの食べ物と接してきたという意味にとどまらず，自分で食事を調えられる調理技術を習得していること，食卓を囲んで人が語らい楽しい食事の原風景をもっていることなども含んでいる（長谷川，2017b）。一般の生活者も食に携わる専門家も今一度，食の多様性を意識することによって，ウェルビーイングをより広がりのある概念としてとらえられるのではないだろうか。

 やってみよう／ためしてみよう

　1)　厚生労働省「国民健康・栄養調査」の中で興味のある項目を取り上げ，その分布が経年的にどのように変化しているか，図を作成して検討してみよう。
　2)　食生活に関わるウェルビーイングとしてどのような要因があるか，食写真法によるデータをもとに話し合ってみよう。

 学習文献案内

外山紀子・長谷川智子・佐藤康一郎編著（2017）『若者たちの食卓
　　——自己，家族，格差，そして社会』ナカニシヤ出版
今田純雄・和田有史編（2017）『食行動の科学——「食べる」を読み
　　解く』朝倉書店
外山紀子（2008）『発達としての共食——社会的な食のはじまり』新
　　曜社

第6章　身体活動・睡眠とウェルビーイング

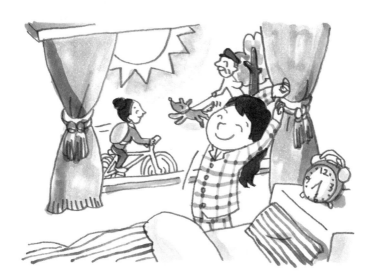

この章で学ぶこと ●●●●●●●●●●●●●●●

　健康のためには，身体をよく動かし，よく眠ることが望ましいとされる。しかしながら，多忙な日々の中で運動のための時間を確保することは難しく，悩み事があるときやいつもと違う環境にいるときは寝不足になりがちだ。本章では，身体活動・睡眠と健康の関係，健康のための身体活動・睡眠の基準，身体活動・睡眠の問題を改善するための心理学からのアプローチを紹介する。

1 身体活動とは

摂取エネルギーと消費
エネルギー

　こころと身体の健康のためには，身体を動かすことがよいとされる。身体を動かすこと，すなわち**身体活動**の重要性が指摘されるようになったのは，人類の歴史では最近のことである。かつては食料を得るために狩猟や採集を行い，摂取エネルギーよりも消費エネルギーが大きくなりがちであった。ところが農作物を安定的に得ることができるようになり，産業発展により自動車などを使用するようになると，身体を動かす機会は大きく減少し，消費エネルギーよりも摂取エネルギーが大きくなりがちになった。現代人は，食べ過ぎを控えるとともに，身体を積極的に動かして，摂取エネルギーと消費エネルギーのバランスを保つ必要がある。

身体活動が心身に与え
る影響

　身体活動が不足すると，こころや身体にネガティブな影響が生じる。WHO（2010）によると，身体不活動は，死亡に対する4番目の危険因子である（1番目から3番目は，高血圧，喫煙，高血糖）。身体不活動の割合は，世界の多くの国で増加傾向に

★ 身体活動　　　　　　　　　　　　　　　　　　　　　　　　　　　　　　　*Column* ❶
　身体活動（PA：physical activity）について，WHO（2010）は，「エネルギー消費を伴う骨格筋の収縮によるあらゆる身体動作」と定義している。厚生労働省（2013）は，「安静にしている状態よりも多くのエネルギーを消費する全ての動作」と定義しており，「日常生活における労働，家事，通勤・通学等の『生活活動』と，体力（スポーツ競技に関連する体力と健康に関連する体力を含む）の維持・向上を目的とし，計画的・継続的に実施される『運動』」とを区別している。

あり，身体面では，心肺機能（冠動脈疾患，循環器疾患，脳卒中，高血圧）の健康，代謝機能（糖尿病や肥満）の健康，筋骨格（骨の健康や骨粗しょう症）の健康，がん（乳がんや結腸がん），機能的健康や転倒リスクとの関連が指摘されている。心理面では，うつ症状との関連が指摘されている。

健康のための身体活動
基準

身体活動の基準は，過去のさまざまな研究知見をもとに定められている。WHOによる国際勧告のほか，国別・地域別にもガイドラインが作成されている。WHO（2010）は，健康増進と非感染症予防に必要な身体活動の頻度，継続時間，強度，種類，総活動量について，3つの年齢群（5〜17歳，18〜64歳，65歳以上）別の推奨身体活動量を示している（表6-1）。

　日本では，主に日本人を対象とした研究知見による基準を厚生労働省（2013）が示している。WHO（2010）と同様の年齢群に分けた基準がある（表6-2）。

身体活動の現状

これらの基準に対して，私たちは実際にどのくらい身体を動かすことができているであろうか。日本で行われた調査（厚生労働省，2018）によれば，運動習慣のある者（1回30分以上の運動を週2回以上実施し，1年以上継続している者）の割合は，男性は35.9%，女性は28.6%に過ぎない。1日の歩数の平均値は，男性は6846歩，女性は5867歩である。健康日本21（第2次：厚生労働省，2012）では，2022年までの到達目標（歩数では，20〜64歳は男性9000歩，女性8500歩，65歳以上は男性7000歩，女性6000歩）を定めているが，現時点では目標の達成は困難な状況である（厚生科学審議会地域保健健康増進栄養部会，2018）。

表 6-1　WHO（2010）の推奨身体活動量（18〜64 歳の場合）

(1)　週あたり 150 分の中強度有酸素性身体活動を行うこと，または，週あたり 75 分の高強度有酸素性身体活動を行うこと，または，同等の中〜高強度の身体活動を組み合わせて行うこと

(2)　有酸素性身体活動は，1 度につき 10 分以上行うこと

(3)　中強度の有酸素性身体活動を週 300 分に増やすこと，または，高強度の有酸素性身体活動を週 150 分に増やすこと，または，同等の中〜高強度の身体活動を組み合わせて行うことでさらなる健康効果が期待できる

(4)　週 2 日またはそれ以上，大筋群を使った筋力トレーニングをすること

（注）1.　特定の疾患などで身体活動が危険を伴う場合を除く。全身持久力や筋力，骨の健康を向上させ，非感染症やうつ症状の発症リスクの軽減のための推奨身体活動量である。

　　　2.　中強度とは，身体活動の絶対的強度で，安静時の 3.0〜5.9 倍の強度で行う身体活動のことである。個人の身体能力による相対値基準では，10 段階評価で 5〜6 程度の強度である。同様に，高強度は安静時の 6.0 倍（未成年者では 7.0 倍）以上，10 段階評価の 7〜8 程度の強度である。

表 6-2　厚生労働省（2013）の身体活動基準（18〜64 歳の場合）

〈身体活動（生活活動・運動）量の基準〉
　強度が 3 メッツ以上の身体活動を 23 メッツ・時／週行う。具体的には，歩行またはそれと同等以上の強度の身体活動を毎日 60 分行う。

〈運動の基準〉
　強度が 3 メッツ以上の運動を 4 メッツ・時／週行う。具体的には，息が弾み汗をかく程度の運動を毎週 60 分行う。

〈全年齢層における身体活動（生活活動・運動）の考え方〉
　現在の身体活動量を，少しでも増やす。たとえば，今より毎日 10 分ずつ長く歩くようにする。

〈全年齢層における運動の考え方〉
　運動習慣をもつようにする。具体的には，30 分以上の運動を週 2 日以上行う。

（注）　他に体力（全身持久力）の基準がある。

| 座位行動 | 身体不活動がもたらす不健康は，まとまった運動時間を確保すれば避けることが |

できるのだろうか。座位行動研究の知見によると，答えはノーである。座位行動とは，起きている時間に座っていたり寝転んでいたりするときのエネルギー消費量が1.5メッツ以下の行動である（岡，2017）。たとえば，テレビをみていたり，運転していたり，パソコンを使用しているという身体活動である。運動をよくする人であっても，座位時間が長いと健康リスクがあることが指摘されており，座位時間を減らすことが求められている（Inoue et al., 2012；岡ほか，2014；岡，2017）。

2 身体活動の心理学研究

| 身体活動と関係のある心理要因 | 人々の身体活動量を増やす方法を考えるためには，まず身体活動にどのような要因が影響しているのかを知る必要がある。 |

これまで，運動者の特性，運動者の態度や認知，他者の影響，環

★メッツ   *Column* ❷

　メッツ（METs：metabolic equivalents）は，身体活動におけるエネルギー消費量を座位安静時代謝量で除したものである。メッツ・時は，メッツに運動時間を乗じたものである。3メッツ以上の生活活動と運動の例を以下に示す。
〈生活活動〉
　普通歩行（3.0メッツ），そうじをする（3.3メッツ），自転車に乗る（3.5〜6.8メッツ），速歩きをする（4.3〜5.0メッツ），階段を速く上る（8.8メッツ）。
〈運 動〉
　ボウリング（3.0メッツ），自体重を使った軽い筋力トレーニング（3.5メッツ），ラジオ体操第一（4.0メッツ），バーベルやマシーンを使った強い筋力トレーニング（6.0メッツ），ゆっくりとしたジョギング（6.0メッツ）。

表6-3 身体活動と関連のある要因	
運動者の特性	幼少期の活力と社交性, 成人期の外向性と神経症傾向 (Kern et al., 2010)
運動者の態度や認知	身体活動に対するポジティブな感情 (Kiviniemi et al., 2007) 障壁を乗り越えることに対する自己効力感 (Peterson et al., 2013) 身体を動かすことが楽しく好きであること (Salmon et al., 2003)
他者の影響	養育者や友人のサポート (Peterson et al., 2013; Marquez & McAuley, 2006) 他者と一緒に運動する実行意図を形成する (Prestwitch et al., 2012) 近所で他者が運動しているのをみる (Kowal & Fortier, 2007)
環境の影響	整備された歩道 (Siceloff et al., 2014) 環境の利便性や近隣特性 (Gay et al., 2011) 楽しむことのできる景色 (Kowal & Fortier, 2007)

境の影響などに注目した研究が報告されている（表6-3）。

身体活動を増加させるための実践

身体活動を増加させるための実践研究は多い。対象者別では，子ども（Burns et al., 2017；Watson et al., 2017），女性（Biddle et al., 2014），高齢者（Conn et al., 2002）に関する研究が多い。また，がんやうつ病などの特定の健康状態の研究も蓄積されてきている（Vancampfort et al., 2016；Conn, 2010a; 2010b；Schuch et al., 2018；Stacey et al., 2015）。しかし，メタ分析（第7章 *Column* ❹参照）によると，身体活動を増加する実践の効果量（効果の大きさを示す指標）は大きくない。厚生労働省の健康づくり政策の目標達成が困難である中で，国民の身体活動を増加するためのさらなる工夫が

求められている。

運動習慣を形成するための目標設定

健康行動を説明する心理学の古典的な理論やモデルとしては，計画的行動理論（Ajzen, 1991）や，社会的認知理論（Bandura, 1991 ; 1997），防護動機理論（Rogers, 1983）がある。これらでは，行動は行動意図によって決まり，その意図を高くするために，態度や規範，リスク認知やコントロール感などにはたらきかけることが前提とされている。しかし，"運動しよう" という意図を高くすることはできても，忙しい毎日の中で運動することは難しく，意図と行動にはギャップがある。

そこで，近年では，この目標意図（goal intention）を，if-then 形式の実行意図（implementation intention）とすることの有効性が論じられている（Gollwitzer & Sheeran, 2006）。目標意図は，何（What）を達成したいかの意図であるのに対し，実行意図は，いつ（When），どこで（Where），どのように（How）実行するかである。たとえば，"今よりもたくさん運動しよう" と考えるのは目標意図であるが，"電車を降りたら，エスカレータを使わず階段を歩こう" や "毎朝 6 時になったら，公園にラジオ体操に行こう" と考えるのは実行意図である。実行意図では，if で示した状況の心的表象が活性化し，その状況を検知しやすくなり，検知すれば，then で示した行動をはじめることができる。目標意図は，行動を開始するための意識的な努力をそのつど必要とするが，実行意図は事前にそのプロセスを終えているため行動の機会を得やすいのである。

さらに近年では，目標の達成を妨げている内なる障壁に注目し，それに打ち勝つための実行意図を形成する WOOP という技法が

注目を集めている（Oettingen, 2014）。WOOP はアプリでも提供されており，運動習慣の形成をめざす人が気軽に試すことができる。

| ナッジに基づく実践 | 実行意図や WOOP などの自己制御方略を身につけるための実践は，その手法を学ぶ機会がある人には有効であると考えられる。しかし，そのような機会をもたない人には，どのようなアプローチがあるであろうか。

近年，ナッジという行動経済学の考え方が公共政策などに応用されるようになってきている。ナッジは社会的な施策として環境整備や人的交流の促進に役立てることができ，また，その考え方を自分を取り巻く環境の調整に役立てることもできる。

★ WOOP　　　　　　　　　　　　　　　　　　　　　　　　*Column* ❸

WOOP は，wish（願い），outcome（結果），obstacle（障壁），plan（計画）という 4 つのステップの頭文字をとったものであり，はじめの 3 つがメンタルコントラスティング，最後の 1 つが実行意図の形成である。メンタルコントラスティングは，ポジティブな夢や願い（wish）を考え，それがもたらすよい結果（outcome）を存分に味わった後，夢の実現を阻む現実の障壁（obstacle）を考える。たとえば，"帰宅後に 30 分ジョギングをする" という願いを考え，それがもたらす "体調がよくなる" "体重が減少する" "自信がつく" などのよい結果をイメージした後，"帰宅時に疲れている" "おなかがすいて夕食を優先してしまう" などの障壁を考える。これらの障壁に，if-then 形式の実行意図（plan）を考えておくと（"帰宅時に疲れていたら，とりあえず 5 分だけ走る" "ジョギングの日は，小腹を満たしてから帰宅する" など），障壁に出合っても対応できるようになる。WOOP は運動の開始だけでなく，継続にも効果があることも示されている（Stadler et al., 2009）。

★ ナ ッ ジ　　　　　　　　　　　　　　　　　　　　　　　*Column* ❹

ナッジ（nudge）とは，人々を望ましい方向にそっと後押しすることを意味する。決して強制ではなく，選択の余地を残し，よりよい方向に誘導するものである（Thaler & Sustein, 2008）。たとえば，人々の身体活動量を増やすことに関していえば，運動することを強制したり，運動方法を指示したりすることは，ナッジではない。ナッジは，自然と身体を動かしてしまう環境をつくることである。歩道や運動施設などの環境を整えることや，楽しくて参加しないではいられないような機会があれば，本人が "運動しよう" と強く決意しなくとも，身体活動を増やすことができる。

3 睡眠とは

睡眠と概日リズム

こころと身体の健康のためには，よい睡眠をとることも大切である。私たち生物には，朝になると目覚め，夜になると眠るという約 24 時間周期のリズムがあり，これを概日リズム（サーカディアンリズム）と呼ぶ。概日リズムは，生物時計という生物に内在する時計によって生み出されている。この生物時計の周期は，完全な 24 時間ではなく，ヒトでは 24 時間よりも少し長い。そのため，外界から遮断された状況におかれると，周期は 24 時間からずれていく。この状態をフリーランと呼ぶが，光，食事，社会的交流などの手がかり（同調因子）があると，周期を 24 時間に合わせることができる。

　強力な同調因子は光であり，光を浴びるタイミングが重要である。体温が最低になる午前 4 時頃以降の朝の時間帯に明るい光を浴びると，生物時計の周期が短縮するが，その前の深夜の時間帯に光を浴びると，周期は延長する。つまり，朝日を浴びると生物時計を 24 時間の環境条件に合わせやすいが，深夜まで光を浴びていると，生物時計と環境条件のずれは大きくなる。規則正しい生活のリズムをつくるためには，起床や就寝の時間を決めるだけでなく，光との関わり方にも注意を払うとよい。

睡眠段階の分類と睡眠の質

睡眠段階は，脳波，眼球運動，筋電図などを同時に測定する睡眠ポリグラフによって判定される。そこでは，急速眼球運

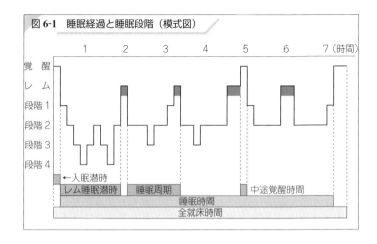

図 6-1 睡眠経過と睡眠段階（模式図）

動（REM：rapid eye movement）が特徴的な，大脳が活性化した眠りのレム（REM）睡眠と，大脳が鎮静化した眠りのノンレム（NREM）睡眠が区別される。

　睡眠の評価には，入眠潜時（就床から入眠までの時間），睡眠効率（全就床時間に対する睡眠時間の割合），中途覚醒時間（入眠後の覚醒時間），レム睡眠潜時（入眠からレム睡眠開始までの時間），各睡眠

★ レム睡眠とノンレム睡眠　　　　　　　　　　　　　　　　　　　*Column* ❺
　ノンレム睡眠は，眠りの深さに応じてさらに 4 つの段階に分けられる。目を閉じた安静状態では，アルファ波（周波数 8〜13Hz）と呼ばれる脳波がみられるが，眠りの段階になるとアルファ波は減少する。その割合が 50% 未満になると睡眠段階 1 と判定される。さらに眠りが深くなると，睡眠紡錘波や K 複合波が出現するようになり，睡眠段階 2 と判定される。そして，さらに高振幅大徐波（周波数 0.5〜2 Hz，振幅 75 μV 以上）が 20% 以上出現すると睡眠段階 3，50% 以上出現すると睡眠段階 4 と判定される（睡眠段階 3 と 4 は徐波睡眠とも呼ばれている）。一晩の眠りの中では，先にノンレム睡眠が訪れ，続いてレム睡眠が訪れる。このノンレム−レムの周期は約 90 分のリズムで生じ，朝に向けてレム睡眠の持続時間は長くなる（図 6-1）。レム睡眠時は，筋肉は弛緩しているが，脳活動は盛んであり，夢をみていることが多い。一方，ノンレム睡眠時は，脳の休息と身体の機能回復が行われている。

段階の出現時間や出現率などさまざまな変数が用いられる（図6-1）。近年では，体動を利用した睡眠の評価も利用され，身体に電極を装着する必要もなく自宅で手軽に計測できるため，よい睡眠づくりのための活用の広がりが期待される。

睡眠が不足すると，こころや身体にネガティブな影響が生じる。身体面では，糖代謝，脂質代謝，血圧調整に関わる内分

睡眠が心身に与える影響

泌系や神経系の機能障害を引き起こし，糖尿病，高脂血症，高血圧などの非感染症（生活習慣病）のリスクが高くなる。たとえば，睡眠障害と2型糖尿病の関係を長期間追跡したレビュー論文（Cappuccio et al., 2010）は，睡眠時間が短い人（主に5時間以下）は，6〜8時間の人と比較して，1.28倍（男性2.07倍，女性1.07倍）の糖尿病のリスクがあると報告している。心理面では，認知機能（言語，計算，記憶など）や情動制御の低下によって仕事の生産性や学業成績が低下し，さらには個人の問題を超えて社会にもネガティブな影響（交通事故や産業事故など）を及ぼす危険性が指摘されている。夜勤や交代勤務に従事する人は，生物時計と環境条件のずれから，慢性的な不眠や眠気に悩むケースが多いとされる。

健康のための睡眠指針

どのくらい眠ると健康によいのかは，現時点では明確な基準は示されていない。短すぎることも，長すぎることも問題であり，標準的には6時間から8時間くらいが望ましいとされる（厚生労働省，2018）。ただし，個人差や季節の影響もあることが知られている。一般的に，夜の長い季節は睡眠時間が長く，夜の短い季節は短くなる。

　厚生労働省（2014）は，より充実した睡眠についてのわかりやすい情報を提供することを目的に，「健康づくりのための睡眠指

表 6-4　健康づくりのための睡眠指針 2014

    1. 良い睡眠で，からだもこころも健康に。
    2. 適度な運動，しっかり朝食，ねむりとめざめのメリハリを。
    3. 良い睡眠は，生活習慣病予防につながります。
    4. 睡眠による休養感は，こころの健康に重要です。
    5. 年齢や季節に応じて，ひるまの眠気で困らない程度の睡眠を。
    6. 良い睡眠のためには，環境づくりも重要です。
    7. 若年世代は夜更かし避けて，体内時計のリズムを保つ。
    8. 勤労世代の疲労回復・能率アップに，毎日十分な睡眠を。
    9. 熟年世代は朝晩メリハリ，ひるまに適度な運動で良い睡眠。
   10. 眠くなってから寝床に入り，起きる時刻は遅らせない。
   11. いつもと違う睡眠には，要注意。
   12. 眠れない，その苦しみをかかえずに，専門家に相談を。

（出所）　厚生労働省，2014。

針 2014」を策定している（表 6-4）。

睡眠の現状

私たちは実際に，どのくらい眠ることができているのだろうか。日本の睡眠時間は諸外国と比べて短く，OECD 加盟国を対象とした調査（OECD，2019）では最短であり（平均 7 時間 22 分），男性よりも女性のほうが短い。厚生労働省の調査（厚生労働省，2018）では，1 日の平均睡眠時間が 6 時間未満の人の割合は，男性で 36.1％，女性で 42.1％ であり，性・年齢階級別では男女とも 40 代の割合が最も高い（男性 48.5％，女性 42.1％）。過去 1 カ月間，睡眠で休養が十分にとれていない者の割合は 20.2％ であり，過去 8 年で増加している。日本人の睡眠はかなり深刻な状況にある。

国際疾病分類の改訂

WHO は 2018 年に，約 30 年ぶりに国際疾病分類を改訂した。第 11 回改訂版（ICD-11）では，睡眠・覚醒障害（sleep-wake disorders）は主要な疾病の 1 つとして，新たに大分類に位置づけられた。これにより，

睡眠研究は各領域においてより活発に展開されるようになること
が期待される。以下に述べる睡眠の心理学研究も，その領域の1
つである。

4 睡眠の心理学研究

睡眠と関係のある心理
要因

睡眠に関係する心理要因として，これま
で最も注目されてきたのは，ストレスで
ある（表6-5）。日常生活にはさまざまな
ストレスが付きものであるが，戦争や犯罪，自然災害などの強い
ストレスは，睡眠の質を著しく低下させる。一般的に，中程度の
ストレス（例：寝る前にやや難しい計算問題を解く）は入眠潜時を延
長させ（Haynes et al., 1981），強いストレス（例：戦争体験）はさら
に，早朝覚醒，睡眠麻痺，入眠・出眠時幻覚，中途覚醒，悪夢

表6-5　睡眠とストレスの関連を指摘する研究

ストレス条件による違い：
　PTSDとレム睡眠の機能不全（Ross et al., 1989），ストレスのネガティブ
　な評価・コントロール感の欠如と不眠症（Morin et al., 2003），職場のスト
　レスと睡眠の質（Burgard & Ailshire, 2009）
不眠との関連：
　脅威下の情報収集方略と原発性不眠症（Voss et al., 2006），認知・感情的
　な過覚醒と不眠症（Fernández-Mendoza et al., 2010），ストレス事象の
　反すうと睡眠潜時（Zoccola et al., 2009）
睡眠の質への影響：
　敵意の高さと睡眠の質（Granö et al., 2008）など，反すう・不安感と睡眠
　の質（Zawadzki et al., 2013），家庭の社会経済地位と子どもの睡眠の質
　（Jarrin et al., 2014）

(Ohayon & Shapiro, 2000)，レム密度の増加（Mellman et al., 1995；Ross et al., 1994）など，睡眠全体に悪影響をもたらす。また，神経症傾向や誠実性などの性格特性（山本ほか，2000；Duggan et al., 2014）や，社会経済地位（Friedman et al., 2007；Mezick et al., 2008）も，睡眠の質との関連が指摘されている。うつ病患者は睡眠の問題をかかえていることが多いとされる（Riemann et al., 2001；Winokur et al., 2001；Sivertsen et al., 2012）。

睡眠の問題を解決するための実践

睡眠問題の解決には，薬物療法，時間生物学的治療法（時間療法，高照度光療法）などが適用できるが，心理学的なアプローチとしての認知行動的介入も有効である。

　認知行動的介入は，睡眠に関する不適切な認知や行動を修正し，リラクセーションを通して筋緊張を解くことなどをめざす。代表的な技法には，刺激制御法（寝室は眠るためだけに使用し，眠れないときはその場から離れる），睡眠時間制限法（眠る時間を制限し，短時間で深く眠ることをめざす），漸進的筋弛緩法（筋肉を緊張させてから緩める），バイオフィードバック（生体反応を測定し，フィードバックすることで，筋緊張をコントロールできるようにする），睡眠衛生教育（睡眠に関する科学的知識を提供する），認知再構成法（思い込みやこだわりを減らす）などがある。

　M. R. アーウィンらが諸技法の効果を確認するためのメタ分析を行ったところ，全体として効果量は中以上であった。総睡眠時間の改善には十分ではないものの，主観的な睡眠の質と睡眠効率を大きく改善し，入眠潜時と中途覚醒時間には中程度の改善効果が認められた（Irwin et al., 2006）。これらの技法は，習得までにいくらか時間を要するが，薬物療法と同等の改善効果があり，安全

性と持続性ではむしろ優れているとされる。

運動と睡眠　本章では，はじめに身体活動が健康によい影響を与えることを述べたが，適度な運動は，睡眠にもよい影響を与える（Yang et al., 2012）。運動は，総睡眠時間と徐波睡眠を長くし，レム睡眠の開始を遅延・減少させる（Driver & Taylor, 2000）。特に，就床時刻の数時間前の軽い運動に効果があるという研究がある（Yoshida et al., 1998）。そのメカニズムとして，概日リズムの体温変化との関係が指摘されている（岩城，2008）。軽い運動は深部体温をわずかに上昇させるが，その後の体温低下が概日リズムの体温低下のタイミングと重なると，体温変化が大きくなり，質のよい睡眠をもたらす。一方，激しい運動や就床直前の運動は，概日リズムの体温低下を妨げるため，入眠を遅延させる。

　身体を動かすこと，眠ることは，決して受動的な活動ではない。限られた時間の中で，身体をよく動かし，よく眠るために，あなた自身にできる工夫を考えてほしい。それは毎日の生活を充実させるとともに，生涯を通じた健康に大きく貢献することになる。

やってみよう／ためしてみよう

1)　自分と家族の1週間の身体活動量を測定し，厚生労働省の基準を満たしているかを確認しよう。
2)　毎日の生活で，いつ，どのような光（日光，蛍光灯，スマートフォンの光など）を浴びているかを確認しよう。そして睡眠の質との関係を考察しよう。
3)　運動習慣を形成するためのWOOP（wish〔願い〕，outcome〔結果〕，obstacle〔障壁〕，plan〔計画〕の4つのステップ）を実施しよう。そして，1カ月後に運動習慣が維持されているか確認しよう。

学習文献案内

Taylor, S. (2017) *Health Psychology,* 10th ed., McGraw-Hill Education.

エッティンゲン，G.／大田直子訳（2015）『成功するにはポジティブ思考を捨てなさい――願望を実行計画に変える WOOP の法則』講談社

三島和夫編（2016）『睡眠科学――最新の基礎研究から医療・社会への応用まで』化学同人

堀忠雄編著（2008）『睡眠心理学』北大路書房

健康リスクと支援の心理学

第Ⅲ部では，第2章を受けて健康リスクと健康・医療心理学的支援に関連する知見を紹介する。第7章では，怒り・敵意・抑うつのような健康リスクと関連する感情に加えて，健康の維持増進と密接なポジティブ感情についてもふれる。第8章では，行動としてリスクをとらえることが支援に有用であるという観点から健康支援について述べる。

健康に関連する要因はライフステージによって異なるが，第9章では，各ライフステージの健康リスクと支援に関する特徴を詳述する。第10章では，産業保健制度と職業性ストレスに関して説明し，ポジティブメンタルヘルスも視野に入れた職場の健康心理学的支援について紹介する。

第Ⅲ部では，健康リスクという視点から健康・医療心理学の実践に関連するトピックスに焦点をあてる。必ずしもすべての課題を網羅できなかったが，これを端緒として発展的に知識の獲得と活動の実践を進めてもらえれば幸いである。

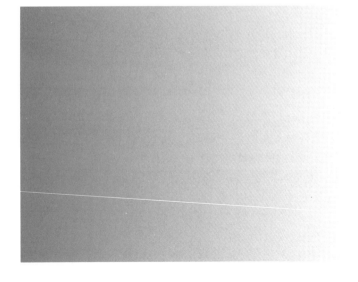

第7章

感情と健康リスク

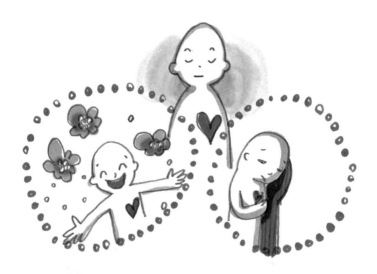

この章で学ぶこと ●●●●●●●●●●●●●●●

　人前で恥ずかしいことがあると顔が赤くなるように，感情の生起によって心身の変化が起きるのは私たちの共通認識といえるだろう。このような認識をもとに，現在までに心理学をはじめとするさまざまな学問領域の研究によって，感情と心身の健康とは密接に関連していることが示されている。

　本章ではまず，心理学の専門用語としての「感情」について説明し，感情に直接的に関連する障害・疾患などの諸問題について解説する。そして，さまざまな研究の知見をベースに，怒り・敵意・抑うつといったネガティブ感情が健康リスクを上昇させ，ポジティブ感情によって起きる笑いが健康リスクを低減させることを解説する。

1 感情とは

<table>
<tr><td>情動・気分・感情</td><td>心理学領域で感情を論じる際は，以下のような分類にしたがっていることが多い。</td></tr>
</table>

「情動」（emotion）は，短期的で高強度な体験を特徴としている。生理的覚醒や結果としての行動を伴っており，ヒト以外の動物でも確認される。怒りや恐怖，熱愛（passionate love；Hatfield & Walster, 1978）が代表例である。「気分」（mood）は，低強度だが長期的な体験を特徴としている。憂うつやイライラ，友愛（companionate love）が代表的な気分である。そして「感情」（affect）は，総称として用いられる。

快―不快の方向性に対応して，「うれしい」「楽しい」などのポジティブ感情（肯定的感情，positive affect）と，「不安」「怒り」などのネガティブ感情（否定的感情，negative affect）とに分類される。

また，対人関係の中で感じられる感情を「社会的感情」（social affect）と呼ぶ。たとえば，恋愛感情，妬み，シャーデンフロイデ（Schadenfreude）などがあげられる。

<table>
<tr><td>感情とパーソナリティ</td><td>ある種の感情を時間的・空間的に一貫して感じやすいとするとパーソナリティとの関連が考えられる。</td></tr>
</table>

★ シャーデンフロイデ　　　　　　　　　　　　　　　　　　*Column* ❶
　他人が不幸に見舞われたと見聞きしたときに生じるポジティブ感情。日本語では「ざまあみろ」という表現に伴う感情があてはまる。ドイツ語由来だが英語圏でもそのまま用いられる。近年，日本でも，感情心理学領域で研究が進められている（澤田，2008 など）。

実際，パーソナリティの特性論の1つである5因子理論（Big Five；Costa & McRae, 1992），あるいはそれに先立つ2因子理論（Eysenck, 1950）の観点では，外向性（extraversion）はポジティブ感情と関連しており，情緒不安定性（neuroticism；「神経症傾向」とも訳される）はネガティブ感情と関連していることが示唆されている（Watson, et al., 1984；塗師，2005）。

| 感情の進化心理学的背景と健康リスク |

　感情は，ヒトと他の動物とに共通する現象であり，進化論的・進化心理学的立場からの説明も多くなされている。

　一般に，ネガティブ感情は個体保存を目標とした行動（"闘争か逃走か"反応など）と関連しており，ポジティブ感情は系統保存を目標とした行動（恋愛，子育て，愛情獲得など）に関連しているとされている。ただし，恋愛関係における嫉妬・やきもちは愛情獲得をめぐる感情であるがネガティブ感情と認識されるように，「ネガティブ感情←→個体保存」「ポジティブ感情←→系統保存」という1対1の対応関係は完全には成立しない（個々の感情の進化的背景について詳しくは，河野，2010を参照してほしい）。

　このように，感情は進化的背景を基盤とする野生合理性（戸田，1992）をもつものであるが，現代社会は必ずしもヒトの進化的結果に最適な構造とはなっていない。

　たとえば，ヘビの中には毒をもつなど有害な種もあるので，ヘビに対して恐怖を感じるのは進化的には妥当であり，野生合理性があると考えることができる。時を変えて現代，ハイビジョンテレビの精細な大画面にヘビが映し出されたとする。画面上のヘビが視聴者に襲いかかってくるわけではないので，本質的には脅威ではないだろう。しかしながら，ヘビに恐怖を感じる人にとって

は，テレビ画面上のヘビであっても恐怖を感じさせる出来事となる。回避行動としてチャンネルを変えようとするかもしれないが，このようなときに限ってテレビのリモコンがなかなかみつからない（恐怖であわてているためである）。そしてしばらくの間，恐怖にさいなまれるのである。

このように感情の進化的基盤と，高度に科学化された現代社会とのギャップによって，現代社会特有の心身の健康リスクがみられるようになっている。

| 問題視される感情 | 一般的な生活をしていると，不安・恐怖・憂うつといったネガティブ感情は，

特定の状況への反応として大なり小なり経験するものである。しかしながら，通常のレベルを超えて経験され，働く，学ぶ，遊ぶなどの日常生活の機能に悪影響を与えるようになると問題となる。この問題を「障害」とみなして，何らかの対応をしたほうがよいのは理解できると思う。

このように，感情はその表われ方によって「障害」「異常」と問題視される場合があるが，その観点としては，①強度・影響，②期間・頻度，③対象・方法の３点があげられる。

◆ 感情の強度とその影響

一般に，感情の強度が通常のレベルを超え，日常生活に支障をきたすレベルとなる場合，ポジティブ／ネガティブといった感情の方向性にかかわらず問題視される。

先述の「テレビ画面上のヘビ」のように，恐怖を感じる必然性のない対象に恐怖を感じることがあるが，通常の場合，恐怖体験は短時間である（テレビ画面上にヘビが映らなくなればほどなく止む）。一方，学校や仕事に行けなくなるなど日常生活に支障をきたすレ

ベルの影響がある場合は，恐怖症（phobia）として問題視される。

　また，感情が身体に影響を及ぼす場合もある。不安や緊張を背景とする心身症の1つに，過敏性腸症候群（irritable bowel syndrome：IBS）がある。これは，緊張や不安を感じる場面に直面したときや，それを予期したときに，腹痛・下痢などの症状が継続してみられる病態である。

　たとえば，自宅から学校に向かおうと玄関で靴を履いている最中に腹痛が起き，トイレに駆け込む。用を足すと下痢をしている。排便後は腹痛も治まり，学校に向かうが，通学中の電車の中でまた腹痛が起き，目的駅の手前で途中下車して駅のトイレで用を足す。このような日々が続くため，遅刻をすることとなったり，できるだけ遅刻しないように通学時の電車を数本早めにしたりなど，学校生活に大きな影響を与えることとなる。教員や医師，心理職などの専門家が，本人に心理的要因を聞いても「特に何も感じていない」と答える場合もあるが，一方，腹痛・下痢などの症状が起きやすい，あるいは起きにくい状況を聞くと，試験やレポート，友人とのトラブルなど，一般的に不安を感じやすい状況で症状が起きていることが明らかになることも多い。

★ 心　身　症　　　　　　　　　　　　　　　　　　　　　　　　　　　*Column* ❷
　日本心身医学会によると，心身症は「身体疾患の中で，その発症や経過に心理社会的因子が密接に関与し，器質的ないし機能的障害が認められる病態をいう。ただし，神経症やうつ病など，他の精神障害に伴う身体症状は除外する」（日本心身医学会教育研修委員会，1991）と定義されている。
　心身症は本質的には身体疾患であり，生活上のライフイベント（結婚や出産など）や日常生活上のストレス（人間関係の悪化など）が疾患の発生や再燃に先行してみられ，心理状態（抑うつ，不安，怒りなど）と症状の増減に関連している（久保，2011）。
　また，炎症など組織等に明確な病変がみられるものを「器質的心身症」，病変がみられないが身体症状がみられるものを「機能的心身症」という。

◆ 感情が体験される期間・頻度

　また，通常レベルの感情であっても，体験の期間や頻度が長期間にわたる場合も問題となる。たとえば，うつ病については，憂うつ気分を含む抑うつ症状が最低2週間以上継続した場合が，1つの診断基準となる。

◆ 感情を向ける対象・手法

　現代社会では，人権意識の向上に伴う倫理規範が社会通念とされている。したがって，一方的・強制的で基本的人権を侵害するような行動は，進化的には野生合理性があったとしても，規制される傾向にある。そういった行動の背景にある感情がコントロール（抑制）できない場合，感情の方向性（ポジティブ／ネガティブ）にかかわらず問題視される。

　一般的には，怒り（その結果生じる攻撃行動）が問題視される傾向にあるが，好意あるいは恋愛感情といったポジティブ感情が問題視される場合がある。

　たとえばストーカー行為の場合，警察庁（2018）によると，2017年度のストーカー事案への対応件数2万3079件のうち，「好意の感情」を動機とするものが1万5904件とおよそ7割を占め，「好意が満たされなかったことによる怨恨の感情」を加えると2万275件とほぼ9割に達する。こういった感情を背景として，「つきまとい・待ち伏せ」（1万2050件），「面会・交際の要求」（9883件），「無言電話・連続電話・メール」（7322件）など，ストーカー規制法に抵触する行為をしてしまうのかもしれない。

　また近年，小学校・中学校・高校の教員が児童・生徒に対して行うわいせつ行為が問題視されており，さまざまな態様が認められる（後藤，2017；2018）。それらの態様のうち，性的交際は女子

中学生・高校生と教員とが性行為を伴う交際をするのが典型例である。第2次性徴（初潮など）を迎えた女子との性的交際については，身体的には出産可能であり，動物レベルのヒトとしての野生合理性はあるものと考えられる。しかしながら日本では，18歳未満の者は社会的（法的）には「児童」であり（児童福祉法第4条），さまざまな法で児童に対する性的関与が禁じられている（一方的行為はもちろん，相互の合意があるとしても）。さらに教職員の場合，法で定められた法的処罰に加えて，懲戒免職などの行政処分も伴う厳しいものとなっている。

　このように現代社会では，不安・恐怖・怒りなどのネガティブな感情だけでなく，異性に対する好意（恋愛感情）もコントロールしなければならない感情の1つ，ということができるだろう。

感情に関する精神障害・疾患

日本では，精神障害・精神疾患の分類基準として，WHO の ICD（International Classification of Diseases, 国際疾病分類）や，アメリカ精神医学会（American Psychiatric Association）の診断基準マニュアル（DSM：Diagnostic and Statistical Manual of Mental Disorders）が，よく用いられている。本節では ICD に着目して解説する。

　ICD は，1990 年以来長い間 ICD-10（第 10 回改訂版）が用いられてきたが，WHO は 2018 年 6 月に ICD-11 を公表した（WHO,

★ 国際疾病分類（ICD）　　　　　　　　　　　　　　　　　　　　　　*Column* ❸
　　WHO が作成する国際的に統一した基準で定められた死因・疾病・障害・関連要因などの分類基準。正式名称は「疾病及び関連保健問題の国際統計分類」（International Statistical Classification of Diseases and Related Health Problems）という。
　　すべての分類は「6B05 分離不安症（separation anxiety disorder）」「MB24.0 アンビバレンス（ambivalence）」というようにコード化（下線部）されている。

表 7-1　感情に関連する障害・疾患

感　情	対応するカテゴリー	障害・疾患の例
憂うつ	気分症群 （mood disorders）	双極症Ⅰ型 　（bipolar disorder, Type Ⅰ） 単一エピソードうつ病 　（depressive disorder） 月経前不快気分障害 　（premenstrual dysphoric dis- 　order）
不　安 恐　怖	不安または恐怖関連症群 （anxiety or fear-related disorders）	全般不安症 　（generalised anxiety disorder） 限局性恐怖症 　（specific phobia）
怒　り	秩序破壊的または非社会的 行動症群 （disruptive behaviour or dissocial disorders）	反抗挑発症 　（oppositional defiant disorder） 素行・非社会的行動症 　（conduct-dissocial disorder）
好　意 恋愛感情 ※性的欲求 　を含む	パラフィリア症群 （paraphilic disorders）	小児性愛症 　（pedophilic disorder） 窃視症 　（voyeuristic disorder）

（注）　2020年1月現在 ICD-11 の日本語訳は未出版であり，日本語版が出版
されている ICD-10 や DSM-5 の対応する分類・診断名，ICD-11 日本語
訳草案（日本精神神経学会，2018）を参考に訳出した。正式な日本語訳
が出版されたら，英名を参考に確定した日本語訳を確認してほしい。

2018）。ICD-11 はあらゆる疾患，障害，傷害，死因，関連要因の
分類であるが，精神障害・精神疾患は「第6章　精神・行動・神
経発達症群」（mental, behavioural or neurodevelopmental disorders）
にまとめられている。その中で，感情に関する障害・疾患は，表
7-1 のようにカテゴリー化されている。

　また，パーソナリティ症群（personality disorders）は，ICD-10
まででとられていた分類的（類型論的）アプローチから大きな変

更があり，6つの特性が惹き起こす問題の強度によって，軽度／中等度／重度（mild/moderate/severe）と分類されるようになった。さらに，症状のレベルはパーソナリティ症レベルではないものの，治療や健康サービス利用に影響を与えている状態を「パーソナリティ困難」（personality difficulty）として，疾病・障害分類（第6章）とは別の「第24章 健康状態や健康サービス利用に影響する要因」（factors influencing health status or contact with health services）に分類している。

　これらのパーソナリティ障害およびパーソナリティ困難に関連する6つの特性の中で，明確に感情的側面に関連しているのは「否定的感情」（negative affectivity）である。これは，広範囲に否定的感情（ネガティブ感情）を経験する傾向として記されており，感情的不安定，感情調整困難，悲観的態度，自尊心や自信の低さ，不信感などがあげられている。

2 怒り・敵意と健康リスク

怒りと心臓脈管系疾患

日本語で「頭に血がのぼる」「（頭が）カッとする」というと，一般的に「怒っていること」を指し示すように，心臓脈管系の活動と怒りの関係は一般的に広く知られている。

　心臓脈管系の活動と怒りの関係を論じた研究の歴史は比較的古い。心身症を専門とした精神分析医であった F. アレキサンダーは，怒りの（無意識的な）抑圧が交感神経の興奮状態を持続させることにより，高血圧や心臓疾患を発症させる，という説を唱え

た（Alexander, 1950）。その後，さまざまな立場から研究が行われた。

タイプA行動パターン

M. フリードマンとR. H. ローゼンマン（Friedman & Rosenman, 1959）は，心筋梗塞などの冠状動脈性心疾患（coronary heart disease：CHD）の発症の背景に，ある一定のパターンがあることを発見し，これをタイプA行動パターン（type A behavior pattern）と呼んだ。性格面では，競争的・野心的・精力的，行動面では，性急で時間に追われているとの切迫感があり，多くの仕事をかかえている，という特徴をもっている。大規模な研究の結果，CHDを発症した中年期男性に，生理学的違いに加えて，タイプA行動パターンが関連しているとした（Rosenman et al., 1964）。

このタイプA行動パターンは，直接観察することのできない「性格」ではなく，観察可能な「行動パターン」に着目したことで，1960年代から1970年代にかけて注目を浴びた（下光ほか, 1995；前田, 1989）。しかしながら，その後の追試的な研究では，タイプAとCHDとの間の関連が疑問視される知見が相次いでいる（Ikeda et al., 2008 など）。現在では，「敵意」や「感情の抑圧」がよりハイリスクな要因であることが見出されており（Williams et al., 1980 など），タイプAはこれらの要因の前駆的な概念として考えたほうがいいだろう。

敵　　意

敵意（hostility）は，攻撃性に関する持続的な認知的態度であり，怒り感情と密接に関連している。敵意や怒りが心臓疾患リスクと関連があることを見出した研究は多く，メタ分析でも確認されている（Miller et al., 1996；Chida & Steptoe, 2009)

　一方，敵意や怒りに加えて，抑うつ，不安も，CHD をはじめとする心臓疾患と関連しているという報告もある (Suls & Bunde, 2005)。これらのネガティブ感情に関して小川ほか (2000) は，一般感情尺度を作成する過程で POMS (Profile of Mood States) 日本語版（横山ほか，1990）との関連を検討し，全般的なネガティブ感情を測定する尺度と，POMS の怒り・抑うつ・緊張（不安）との間に，中〜高程度の正の相関を見出している。怒り・抑うつ・不安は，体験的には弁別しうる感情であることは明らかであるが，一定期間における体験頻度としてみると互いに関連しており弁別するのは難しい。これらのネガティブ感情が複合して疾患を誘発している可能性があり，今後も研究の余地があるだろう。

3 抑うつと健康リスク

　抑うつと身体疾患の関連を示唆した研究は多い。メタ分析によるレビューをピックアップすると，高血圧 (Meng et al., 2012)，糖尿病 (Mezuk et al., 2008；Rotella & Mannucci, 2013)，メタボリックシンドローム (Pan et al., 2012)，肥満 (Luppino et al., 2010)，がん (Chida et al., 2008) などがあげられる。

★ メタ分析　　　　　　　　　　　　　　　　　　　　　　　　　*Column* ❹
　メタ分析 (meta-analysis) は，過去に同様のテーマで行われた複数の研究の結果を統合して分析する方法。さまざまな条件のもとで行われた個々の研究の知見を一般化できるため，エビデンスレベルは非常に高いものとなる。

4 感情認識困難・感情抑制と健康リスク

　意図的に感情をコントロールするには，まずは自身の体験する感情に気づく必要がある。しかしながら，自分のこころをみつめる能力が低かったり，意識・無意識レベルでこころのはたらきを抑制したりするなど，何らかの理由で自分の感情に気づけない場合，対応が遅れ，結果的に身体に影響があるかもしれない。

　　　　　　　　　　　　　　　アレキシサイミア（alexithymia）は，ハ
　アレキシサイミア　　　　　　ーバード大学医学校の精神科医・心療
内科医であったP. E. シフニオスによって提唱された概念で
（Sifneos, 1972; 1973），自らの感情を認識・言語化することが苦手
で，空想・想像性に欠ける傾向のことを指している。

　もともとはシフニオスが同僚のJ. C. ネミアとともに心身症患者に対する精神分析的面接を通して観察・報告してきた現象（Nemiah & Sifneos, 1970）であるが，近年では，TAS（Toronto Alexithymia Scale；Taylor et al., 1985）などの質問紙が開発されて実証的研究が進んだ結果，心身症のみならず種々の精神障害の背景にある感情調整の問題として概念化されている（Taylor et al., 1999）。

　九州大学医学部に日本初の心療内科を開設した池見酉次郎は，アレキシサイミアを「失感情症」として日本に紹介した（池見，1977）。池見は，心身症の患者は，アレキシサイミアの特徴である感情への気づきの悪さに加えて，空腹感や身体症状などの身体感覚への気づきも損なわれるとして，この状態を「失体感症」

（alexisomia，アレキシソミア；池見，1979）と命名している（池見の「失体感症」概念の定義は文献によって若干異なっているが，その変遷については岡ほか，2011 が詳しい）。

> タイプ C パーソナリティ

L. テモショックは，感情を表にあらわさず，服従的・無力的な性格ががん（悪性新生物）と関連していることを見出し，これをがん（cancer）の頭文字をとってタイプ C パーソナリティと呼んだ（Temoshok, 1987）。他の研究でも同様な知見が得られていた（Grossarth-Maticek et al., 1985；Mckenna et al., 1999 など）が，現在ではパーソナリティとがんとの関連は否定されている（Kubzansky & Winning, 2016；Nakaya et al., 2010）。

> タイプ D パーソナリティ

感情抑制と CHD に関連する概念として，タイプ D パーソナリティ（type D personality；Denollet et al., 1995）がある。タイプ D の「D」は distress の頭文字 D からとられており，ネガティブな感情を体験しやすいが，それを表明しないタイプのことである。近年のレビューでは，CHD 患者の予後（経過）に悪影響を及ぼす心理社会的危険因子の一部ととらえられている（Kupper & Denollet, 2018）。

> 病前性格について

身体疾患の発症要因としてのパーソナリティ特性（いわゆる「病前性格」）という観点は，アレキサンダー（Alexander, 1950）をはじめ臨床上の観察から出発したものである。その後の研究で，身体疾患の発症にパーソナリティの影響が確認されないことも多く，現在では「病前性格」に対しては否定的な見解が多いことを確認しておきたい。

5 ポジティブ感情の健康効果

　身体的健康に対する感情の役割を明らかにすることは，健康・医療心理学における重要な課題の1つである。しかし，笑い，喜び，幸福感，熱意，満足感などのポジティブな感情が私たちにどのような健康効果を与えるかについて科学的な光が当てられるようになったのは，ごく最近である。

　笑いという基本的なポジティブな感情現象が私たちのこころと身体に良好な影響を与えるということは古くからいわれており，経験的にも実感するところである。たとえば，「ラフターヨガ」（笑いヨガ）のように，笑うことで私たちは顔や体の筋肉を伸ばし，脈拍や血圧が上がり，より速く呼吸し，より多くの酸素が身体組織に取り入れられる。笑いによるこうした生理的変化は，心理的リラックスだけでなく，運動と同じような健康増進効果をもたらすと理解されている。実際，これまで笑いによって不安や痛みが緩和されるとともに，心身の良好な健康効果をもたらすことを示す体験記や医療実践が多く報告されている。

　その一例として，『サタデー・レヴュー』誌の編集長であったN. カズンズが，重篤な自己免疫疾患（膠原病）を患い，自ら考え出した「ユーモア療法」で病気を克服した顛末を著した驚異的な闘病記（『笑いと治癒力』：Cousins, 1979）はよく知られている。日本においても，伊丹ほか（1994）は，吉本新喜劇の観劇前後のがん患者・健常者19人のNK細胞の活性度を測定し，笑い体験による免疫賦活効果を報告した。また，吉野ほか（1996）は，関節

リウマチ患者 26 人を対象群，その家族と看護師などを統制群として，落語を聞く前と聞いた後の生理学的変化を測定，比較した。その結果，笑い体験によってリウマチ群の主観的疼痛度とストレスホルモン分泌（副腎皮質刺激ホルモン：ACTH）や炎症（インターロイキン6）が低下したことを報告している。これらの研究報告は，年齢・性別・病態などの要因が統制されておらずやや厳密性に欠けるが，笑いというポジティブな感情体験がもたらす治療的効果あるいは健康増進効果を指摘した意義は大きい。

しかし，笑いの研究の問題の1つは，原因―結果を判断するのが非常に難しいということである。同じ病気を患っている人々の中でも，よく笑う人は，より活力があるからかもしれないし，あるいは元来良好な対処能力の持ち主なのかもしれない。つまり，笑いが症状変化の原因なのかを判断するのは難しいという問題が

★ カズンズのユーモア療法 　　　　　　　　　　　　　　　　　Column ⑤
　N.カズンズは余命数カ月という予後不良の重度の膠原病と診断された。この疾患は，彼に絶え間ない痛みと苦しみをもたらした。しかし，カズンズは，ネガティブな感情はネガティブな生理機能をもたらすので，ユーモアなどのポジティブな感情はポジティブな生理機能をもたらす可能性があると考えていた。例として，慢性的なストレスはストレスホルモンのレベルを持続的に上昇させる。重要なのは，ユーモアと笑いのポジティブな感情はストレス関連の病気のリスクを減らすという点である。
　カズンズは，通常の治療レベルをはるかに上回るビタミンCの投与と，この治療補助として喜劇映画とテレビ番組を視聴した。それによる笑い体験は彼の痛みを著しく軽減し，ストレスを和らげた。「10分間の笑いは私に2時間の痛みのない睡眠を与えた。笑いは自然な体の麻酔をつくり出した」とカズンズは語っている（Cousins, 1979）。

★ インターロイキン6（IL-6）　　　　　　　　　　　　　　　Column ⑥
　関節リウマチとは，関節が炎症を起こし，軟骨や骨が破壊されて関節の機能が損なわれ，病気進行とともに関節が変形してしまう病気である。関節リウマチ患者の関節液中にIL-6（インターロイキン6）が多量存在していることが発見された。IL-6は炎症を悪化させるタンパク質（サイトカイン）である。体内で炎症が生じたときには，IL-6というサイトカインが過剰に分泌され，それが炎症を悪化させると考えられている。

あるのである。

　こうした疑問に対しては，笑いを含めたポジティブな感情スタイルが健康の重要な予測因子となるかどうかを明らかにする必要がある。そうした研究の一例として，S. コーエンら（Cohen et al., 2003）がポジティブ感情傾向の病気罹患に対する予防効果を検討した，前向き研究がある。彼らは，成人334人を対象に3週間にわたって7回電話面接を行い，9つの肯定的形容詞（活気に満ちた，エネルギッシュな，幸せな，陽気な，安心した，落ち着いたなど）と9つの否定的形容詞（悲しい，落ち込んだ，神経質な，敵対的ななど）を用いて面接時の感情状態を質問して気分得点を計算し，各自のポジティブ感情レベルとネガティブ感情レベルを算出した。その後，対象者を風邪ウイルスに曝露させ，疾患発症の有無について5日間モニターした。その結果，高レベルのポジティブ感情状態を維持した人は，風邪罹患の可能性が低かった（図7-1）。この関係は，外乱要因（年齢，性別，免疫力，教育，およびネガティブ感情レベル）を統制した後も維持されていた。この結果は，安定的にポジティブな感情状態を体験できる人のほうがそうでない人よりも風邪にかかりにくく，健康であるということを意味している。

　このように，ポジティブな感情体験が私たちの健康増進とウェルビーイングの向上に寄与する可能性を支持する知見が，ますます蓄積されてきている。またポジティブ感情傾向は，外向性，自尊心，楽観主義などとも中程度の関連を示すことが明らかにされてきており，こうしたポジティブな心理的資源も健康増進に対して直接的・間接的な影響を与えている可能性が指摘されている。

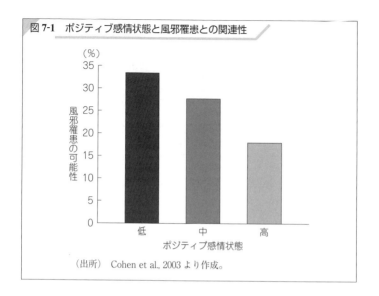

図 7-1　ポジティブ感情状態と風邪罹患との関連性

（出所）　Cohen et al., 2003 より作成。

最後に

　私たちの生活を彩っている感情が，心理的問題のみでなく，身体的健康のリスク，病態や経過に関わっていることが理解できたと思う。したがって，身体疾患であっても，発症・経過の理解に心理アセスメントが必要な場合があり，治療効果を高めたり病状の悪化を防止したりするために心理的援助が有効であることはいうまでもない。

やってみよう／ためしてみよう

1）　1週間程度，自分の感情体験をメモして，気分や健康との関連を調べてみよう。

2）　1週間程度，自分の笑い体験をメモして，気分や健康との関連を調べてみよう。

学習文献案内

下山晴彦ほか編（2014）『誠信心理学辞典』新版，誠信書房
大平英樹編（2010）『感情心理学・入門』有斐閣

健康増進法（2003 年 5 月 1 日施行）
　第 25 条　学校、体育館、病院、劇場、観覧場、集会場、展示場、百貨店、事務所、官公庁施設、飲食店その他の多数の者が利用する施設を管理する者は、これらを利用する者について、受動喫煙（室内又はこれに準ずる環境において、他人のたばこの煙を吸わされることをいう。）を防止するために必要な措置を講ずるように努めなければならない。

大阪人間科学大学は

2007年4月から

全館内禁煙です

タバコをやめたい方は迷わず禁煙サポータに相談を
禁煙相談：A棟7階健康支援センター
毎日12時〜13時

▲たばこを所定の場所以外で吸っている学生に手渡すイエローカード。学舎内全面禁煙の周知が目的で配る（記載されている条文は当時のもの）。

この章で学ぶこと ● ● ● ● ● ● ● ● ● ● ● ● ● ● ●

　喫煙や飲酒などの嗜好品の摂取は，健康を害する行動要因である。習慣化した日常行動の中に，こうした健康を阻害する要因が隠されていることを学び，対策を考えたい。

1 健康を阻害する行動リスク要因

　健康を害する可能性がある行動を考えてみよう。

　東京－大阪間を旅するのに，飛行機，新幹線，高速バスのどれを使うだろうか。人間の選択行動は，判断基準の設定次第である。値段が大切な人はバス，何をおいても時間が大切な人は飛行機だろう。時間も大事だが事故のない安全な旅を求めるなら新幹線かもしれない。

　ほとんど起こりそうもない，低確率の事態を選択行動に反映させるかどうかは，その人の特性であるといえる。日常習慣化した行動が，将来の健康を阻害する可能性をもつことに気づき，より健康的な行動を選択できるようになれば，結果として健康が実現しやすくなる。

　健康・医療心理学の目的は，個人あるいは集団に働きかけて，健康リスクを伴う行動要因を取り除き，逆に健康を実現するのに役立つ行動要因を強化することである。まずは，その実態を知り，どのような対策がとられているかを検討し，今後期待される健康・医療心理学的アプローチについて考えてみたい。

2 喫　煙

　コーヒー，たばこ，酒などの嗜好品には，独特の薬理作用がある。コーヒーに含まれるカフェインには覚醒効果，たばこのニコ

チンには鎮静効果，そして酒類のアルコールにはほろ酔い気分や浮かれた調子が期待される。

その一方，これらはどれも，摂取によって身体的な健康を害する可能性をもたらす。中でも喫煙行動は，がんや心臓循環器系疾患のリスク要因（risk factor）として，健康・医療心理学では特に重大な課題となっている。喫煙が，がんなどの疾病と関係することを誰もが知っているにもかかわらず，かなり多くの人たちが喫煙というハイリスクな行動をとり続けるのは，なぜなのだろうか。

喫煙行動の健康リスク

喫煙による健康被害は，がん，心臓病，脳血管障害，糖尿病，妊婦の出産，流産危機，子どもの成長，アレルギー，湿疹，アトピー，花粉症など多岐にわたる。

健康被害の原因となるたばこの原因物質は，煙に含まれている約4000種類の化学成分にある。ニコチン，一酸化炭素，タールなどは，よく知られた健康阻害物質である。

◆ 血管系への影響

ニコチンは末梢血管を収縮させる効果が強く，血管の老化を早める。一酸化炭素は酸素の運搬を妨げ，心臓疾患や脳血管疾患の危険因子となる。疫学調査から，1日1箱を吸う喫煙者は，非喫煙者の1.7〜2.4倍も虚血性心疾患にかかりやすいことが知られている。日本における調査によると，男性喫煙者の場合，心疾患による死亡率が，喫煙量1日20本未満で非喫煙者の4.2倍と高く，20本以上になると7.7倍と，さらに倍近くに増加する。

◆ 発 が ん

タールや一酸化炭素など，約300種類もの発がん物質が，たばこの煙の中に認められている。図8-1は，非喫煙男性に対する喫

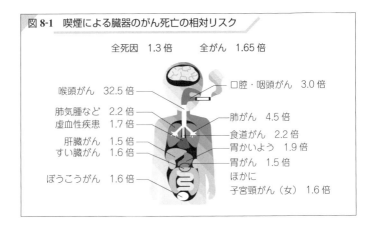

図 8-1　喫煙による臓器のがん死亡の相対リスク

全死因　1.3 倍　　　全がん　1.65 倍

喉頭がん　32.5 倍

肺気腫など　2.2 倍
虚血性疾患　1.7 倍

肝臓がん　1.5 倍
すい臓がん　1.6 倍

ぼうこうがん　1.6 倍

口腔・咽頭がん　3.0 倍

肺がん　4.5 倍
食道がん　2.2 倍
胃かいよう　1.9 倍

胃がん　1.5 倍
ほかに
子宮頸がん（女）　1.6 倍

煙男性の，臓器別がん死亡の相対リスクを示している。すべての
がんで 1.65 倍，肺がんで 4.5 倍，喉頭がんに至っては 32.5 倍も
の高いリスクを，喫煙者は負っている。女性喫煙者は女性非喫煙
者に比べ，子宮頸がんによる死亡リスクが 1.6 倍ある。

◆ 肺・呼吸器系への影響

　長年にわたる喫煙習慣によって肺胞が変性した結果，呼吸器の
機能が低下する。日本人男性の死因 10 位に位置する慢性閉塞性
肺疾患（COPD）の原因は，その 95 % が喫煙習慣とされる。また
COPD による死亡率は，喫煙者が非喫煙者の 1.29 倍と高い。

◆ 受 動 喫 煙

　また本人が喫煙者ではなくても，同居家族や親しい仲間の喫煙
によって健康を害することがある。受動喫煙による副流煙被害は，
図 8-2 に示すように深刻な問題である。喫煙者本人が吸い込む煙
に比べ，燃えて出た煙（副流煙）のほうが，図 8-2 にあげたよう
な物質が何倍も多く含まれ，そばにいる非喫煙者が被る健康被害
は無視できない。喫煙者の夫をもつ受動喫煙者妻は，非喫煙者の

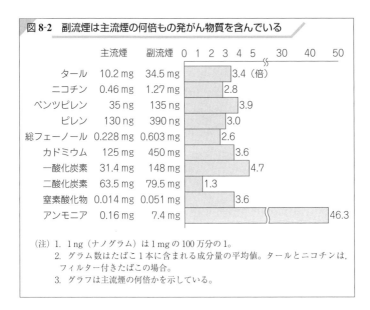

図 8-2　副流煙は主流煙の何倍もの発がん物質を含んでいる

	主流煙	副流煙	倍率
タール	10.2 mg	34.5 mg	3.4（倍）
ニコチン	0.46 mg	1.27 mg	2.8
ベンツピレン	35 ng	135 ng	3.9
ピレン	130 ng	390 ng	3.0
総フェノール	0.228 mg	0.603 mg	2.6
カドミウム	125 mg	450 mg	3.6
一酸化炭素	31.4 mg	148 mg	4.7
二酸化炭素	63.5 mg	79.5 mg	1.3
窒素酸化物	0.014 mg	0.051 mg	3.6
アンモニア	0.16 mg	7.4 mg	46.3

（注）1. 1 ng（ナノグラム）は 1 mg の 100 万分の 1。
　　　2. グラム数はたばこ 1 本に含まれる成分量の平均値。タールとニコチンは，フィルター付きたばこの場合。
　　　3. グラフは主流煙の何倍かを示している。

夫をもつ非受動喫煙者妻に比べて，肺がんによる死亡率が 1.2 倍，急性心筋梗塞による死亡率が 1.3 倍高い。

子どもへの影響

子どもの成長にも喫煙は影響する。妊娠中の母の喫煙は，早産や流産，死産の原因となり，母親が 1 日 10 本以上の喫煙者だと，その赤ちゃんは誕生時の身長で約 1 cm 小さく，体重で 130 g 軽い（厚生労働省，2001）。また，その後の発育が遅れ，気管支喘息・気管支炎発症率が高い。さらに，乳幼児突然死症候群の相対リスクが 5 倍近く高いことが指摘されている。

日本の喫煙行動の現状と対策

図 8-3 に，日本における喫煙者率の年次推移を，男女別・年齢段階別に示す。1960 年代には男性喫煙率は 80 % を超え

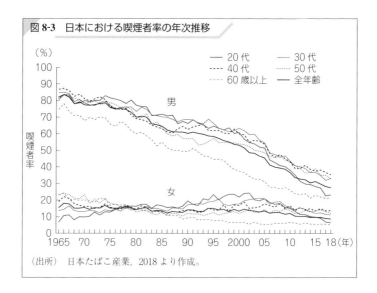

図 8-3　日本における喫煙者率の年次推移

（%）

凡例：
— 20代　　— 30代
···· 40代　　····· 50代
--- 60歳以上　— 全年齢

喫煙者率

男

女

1965　70　75　80　85　90　95　2000　05　10　15　18（年）

（出所）　日本たばこ産業，2018 より作成。

る高さを維持していたが，徐々に低下して 2018 年には 27.8%（全年齢）にまで低下した様子が見て取れる。女性においても喫煙率は 15〜20% を推移していたが徐々に低下し，2018 年は 8.7% になった。また，60 歳以上の喫煙率は男性 20%・女性 5% と他の年齢層より低く，健康のための禁煙が普及してきたことがうかがえる。

◆ 分煙の推進

　日本でも 1980 年代後半から禁煙を促進するために，喫煙を規制する取り決めがなされてきた。これらの基本姿勢は，受動喫煙による健康被害から非喫煙者を守るための職場環境整備という点に集約される。これは，喫煙者個人に喫煙行動の一部について規制を求めるものであり，2002 年に制定された当時の健康増進法第 25 条（受動喫煙の防止を定めた）に，その主旨は強く表れていた。

また，同法はその後改正され，受動喫煙の防止を定める規定が拡充された（第6章：第25条〜第25条の13）。これを受けて2019年7月からは，職場や学校，ホテルや病院，職場や駅舎などの，ほぼすべての公共施設内は完全禁煙となり，施設のある敷地内では喫煙場所を定め，煙害が非喫煙者に及ぶのを防ぐことが強く求められるようになった。

◆ 路上喫煙の禁止

　道路を歩きながら喫煙する行為についても，環境美化や火事による被害防止を目的として規制がつくられている。2020年の東京オリンピック開催に合わせて路上喫煙への厳しい規制に乗り出す自治体が増え，条例により取り締まり担当者を配置し，罰則金をとるなどの措置がとられるようになった。

　このようにして，受動喫煙を重点項目とした法規制は，次第に社会通念として広がり，「分煙」という形で社会の中に定着しつつある。

◆ 法 の 整 備

　とはいえ，健康増進を目的に喫煙行動を禁止する法的根拠は，現在のところ，未成年者であるということに限られており，成人に対して強制はできない。肺がんや慢性閉塞性肺疾患の患者に対しては，禁煙が治療の1手段として認められている。しかし，病気の有無に関係なく，個人の自由意思による行動は，たとえ喫煙であっても強制的に禁止することは法的には許されないのである。

　そこで健康に関連の深い学術団体は，禁煙推進学術ネットワークを組織し，さまざまな禁煙のための法整備を促す取り組みを行っている。ちなみに，心理学系学術団体では，日本健康心理学会だけがこの組織に入り活動を行っている。

◆取り組みの効果と今後

　健康日本 21 の実施など，健康づくりをめざす社会の動きの中で，紙巻きたばこの総販売本数は，1996 年を境に減少傾向が続き，2018 年には 1300 億本と，さらなる低下を示唆する数値が示された。それまで，戦時中の配給制による欠乏期を除き，紙巻きたばこ販売量が減じたことがなかったことを思うと，すばらしいことである。さらに，未成年者の喫煙防止を目的として 2008 年に導入された自動販売機の自動成人認識システム（taspo）や，コンビニエンスストアでの年齢確認制度等によって，社会の禁煙化は加速している。

> 大学における禁煙化の
> 取り組みの実際

　健康増進法が施行されてから，多くの大学では，学舎建物内禁煙やキャンパス内禁煙が実施された。成人の教職員や学生は，法律で喫煙が禁止されているわけではないので，大学内ルールにしたがうかどうかは大学管理者側の課題であった。実際は，多くの教職員・学生は禁を犯してまで大学の中でたばこを吸うことはせず，喫煙可能な場所に移動して吸うようである。喫煙コーナーや喫煙ブースを設ける大学もある。ところが多くの場合，喫煙者は大学キャンパスを出てすぐの路上で一服するので，路上喫煙のモラル・マナーが問題視されることも多い。

　しかし本来は，喫煙それ自体が健康によくないので，喫煙しないことを強く指導し，禁煙のための手段を提供することが，大学に求められている。健康増進法旧第 25 条の精神は，間接喫煙による健康被害を施設管理者が未然に防ぐ努力を求めるものであり，基本的な教育としてもっと積極的な禁煙支援が求められているのである。

新入生を対象とした喫煙をはじめさせない活動は，その1つである。講演会や授業などで，喫煙による健康被害の実態と，正確な統計資料に基づくリスク認知教育，喫煙を勧められたときの断り方・自己主張の訓練研修もある。さらに，パートナーや友人に対して，間接喫煙したくないので喫煙しないでほしいと主張する訓練もある。

　喫煙している学生に対しては，学舎内禁煙の徹底を呼びかけるとともに，禁煙したい学生への積極的な支援が必要である。筆者は，大学健康支援センターの活動として，喫煙学生への認知行動療法をベースにした禁煙支援を行った。以下にそれを紹介しよう。

◆ 喫煙状況の確認

　まず禁煙宣言をした喫煙学生に，開始期日の1カ月前から日常の喫煙行動を専用シートに記載させる。次に，禁煙支援者とともに喫煙行動の分析を行う。たばこを吸いたくなる環境・条件が推定できる。

◆ 禁煙開始と対策

　禁煙開始日からは，こうした吸いたくなる環境・条件をできるだけ避けるような行動習慣を教え，避けられないなら喫煙行動の代替となる別の行動を積極的にとるよう指導する。吸いたくなるのは，おおむね禁煙エリアから出たばかりの喫煙コーナーや，居酒屋，喫茶店，駅入り口など，たばこの匂いがする場所である。

★ リスク認知　　　　　　　　　　　　　　　　　　　　　　　　　　　　　*Column* ❶

　リスク要因を同定するための科学的判断には，さまざまなリスクについて実際のデータから生起確率を推定する方法や，リスク要因のない対照条件に対してどうかをみる相対リスクを調べて判断する方法が，よく用いられる。一方，人間は，直感的な判断であるリスク認知に基づいて行動する。これは必ずしも科学的判断と同じではなく，さまざまな要因に影響される。安全と安心という表現は，それぞれ科学的判断とリスク認知に対応したものである。

そうした場所に来て吸いたくなったら，喫煙行動で刺激を受ける唇と口腔に対する刺激として，冷たい水，刺激性の飲料，ガム，飴，氷，あるいはうがいなどを行う。

◆ ニコチンパッチの提供と逆戻りの防止

　ニコチン依存が強いケースでは，必要に応じてニコチンパッチ15 mg を提供し，その効果を実感させる。大学生で喫煙期間が2年以下なら1回で十分だが，7 mg に減量し，なくてもがまんできるよう励ます。私たちは，禁煙開始に合わせて，腹式呼吸法を用いたリラクセーション技法を教え，禁煙からくるストレス，および喫煙したくなるストレスを自己管理する大切さを，身をもって習得させた。

　禁煙開始から1週間ないし1カ月の間に，逆戻りの危機が訪れることがある。どうしても吸いたい，がまんできないと訴えるときが必ずある。そんなときに，禁煙支援者が親身になって相談にのり，禁煙の大切さ，継続の意義を説き，支援する。

◆ フォローアップ

　無事半年間禁煙が持続したら，禁煙成功者として表彰する。また，禁煙希望の他学生への支援役として活動を手伝ってもらうこともある。こうして禁煙成功者が，ピアサポート役として次なる自分を育てようと指導法を学び，活動することによって，禁煙行動は定着する。禁煙希望者にとって，こうしたピアサポートは有

★ カフェイン増量ガム　　　　　　　　　　　　　　　　　　　　　　*Column* ❷
　禁煙補助薬品に，ニコチンパッチが代替療法として有効であることは周知だが，ニコチンガムの有効性は低い。吸いたくなったときの代替口腔刺激物として，カフェイン増量ガム，ハッカやミントの刺激がきいた飴やガムは食感もよい。徐々に刺激量を減らし，冷たい水，熱いお茶，ふつうの水，深呼吸，ふつうの呼吸へと代替行動を変化させていくことも指導したい。

効であることが，2年間の活動から明らかとなっている。

◆ 環境づくりの重要性

　個別のはたらきかけ以外に，学舎内は全面禁煙となったことを全教職員に熟知してもらうための地道な活動を忘れてはならない。ポスターの掲示，禁煙イエローカードの配布（本章扉のカード参照），喫煙場所でないところでの喫煙者への注意，喫煙可能場所での禁煙キャンペーン，ポイ捨て禁止・携帯灰皿提供などのマナーキャンペーンも有効である。

3 飲酒，薬物，ギャンブル

　喫煙に似た行動に，薬物への依存や，嗜好品への強い固執などがあげられる。こうした行動習慣に共通するのは，やめようと思い，いったんはやめようと努めるものの，結局やめられないという，「わかっちゃいるけどやめられない」ことである。

| アルコール依存 |

なぜそうなるのか。アルコールなど依存性薬物の摂取行動から述べてみよう。

　アルコールや薬物の摂取行動は，その依存性に特徴がある。いったん摂取習慣がつくと，やめようと思っても，なかなかやめられない。身体がアルコールや薬物を求める**身体依存**となるからで

★ 身体依存　　　　　　　　　　　　　　　　　　　　　　　　　　*Column* ❸
　アルコールや薬物を摂取し続けることによって生じる身体的状態で，やめられないという依存を支えるメカニズムの1つと考えられている。関連する物質代謝が，アルコールや薬物があることを前提としたものとなってしまうことにより，欠乏によって，脈拍のこう進，発汗，イライラなどの深刻な離脱症状をもたらす。依存を支えるものとしては，これ以外に，心理的依存があると考えられている。

ある。

　私たちはついつい気軽に一杯やってしまう。気分を晴らすために
にとアルコールを摂取しはじめるのだが，何名かに1人はアルコー
ルの虜になってしまう。酒やビール，ウイスキーなどには数％
から20％程度のアルコールが含まれている。アルコールは体内
に取り込まれるとアルコール脱水素酵素によってアセトアルデヒ
ドとなり，身体にとっては毒物として処理される。正常な身体は
毒物を体外に排泄するために作動し，症状としての頭痛や吐き気
が生まれる。アセトアルデヒドは，アセトアルデヒド脱水素酵素
によって酢酸に分解されるが，この酵素をつくれない体質の人や
分解能力以上に摂取した場合には，アルコール中毒という病的症
状を呈する。

　アセトアルデヒド脱水素酵素が十分にはたらく人では，多少の
アルコールは中枢神経を麻痺させ，酒酔いという気分をつくり出
す。酔っている間はたいへん気分がよく，眠気も高まる。適量の
飲酒は気分の高揚感や睡眠導入作用などが好作用するのだが，習
慣的な飲酒によってアルコールという薬物への身体の耐性が増し
てくると，酒量を増やさないとアルコールの作用が得られなくな
る。酒量の増加は身体依存の度合いを強め，さらに耐性が高まっ
て，ついにはアルコールが切れると幻覚がみえ，暴れ出すといっ
た禁断症状が現れる。

　アセトアルデヒドは発がん物質なので，高濃度のアルコールを
大量に，高頻度に摂取すれば，分解酵素が少ない人では，発がん
リスクが高くなる。週に日本酒1升以上飲み続ける人は，飲ま
ない人の6.7倍も食道がんにかかりやすい。日本人の4割がアセト
アルデヒドを分解する酵素が少ない体質であるので，飲酒量を控

えるべきである。

また，アルコールが完全に吸収されるのに4時間以上かかるので，深夜の飲酒による酔いは早朝まで続く。車の運転ばかりではなく，作業中の事故の原因ともなる。

薬物への依存

アルコール以上に強い依存性を生む薬物がある。大麻，マリファナ，覚醒剤，シンナー，向精神薬などがそれで，依存性が強く，また発がん性も高い。

これらは，麻薬及び向精神薬取締法や覚せい剤取締法で厳しく摂取が禁止され，製造・輸入・取引は厳しく取り締まられ，処分も厳しい。それでも秘密ルートで仕入れたり，秘密裏に大麻草栽培を行う者がいる。一度こうした薬物の虜にはまると，アルコールの比ではない強い依存症から，断末魔の禁断症状を経験し，さらに常習化が進んで廃人と化す。

マリファナの煙には，発がん物質である多環芳香族炭化水素がたばこの2倍含まれている。また吸飲にフィルターを使わないことが多いので，煙吸入量がたばこより多い。その結果，紙巻きたばこに比して，血中一酸化炭素濃度も5倍と高い。

また，継続的な大麻摂取によって，肺がんリスクが高くなることがわかっている。ニュージーランドで行われた肺がん患者への調査によると，肺がん罹患リスクは喫煙者より高く，吸う量が10年本（1日1本10年）を超えると肺がんリスクは5.7倍となる。また1年本増すと肺がんリスクは8%増加する。

その他の依存

精神疾患を治療する目的でつくられ，患者に供与される向精神薬の中にも，強い依存性をもつものがある。インターネットなどを通じて，一般市

民がこれらを興味半分に摂取することがある。薬事法で取り締まれない薬物などの規制が，現在問題となっている。

　これらの薬物依存は，一時の快楽を求めて摂取するうちに癖になってやめられないという点では，ギャンブルと共通した要素がある。パチンコや競馬などは，長時間興じたとしても，確実に健康被害がないとまではいえないものの，それ自体は直接健康を害する行動ではない。ただし，ギャンブルが習慣となれば，経済的損失を被るリスクは増し，健康への投資が減り，間接的な健康被害が生じる可能性は高い。

　最近ではさらに，インターネットやスマホへの過度の使用に伴う依存が話題となっている。こうした動きを受けて WHO は，国際疾病分類の第 11 回改訂版（ICD-11）に，インターネットならびにゲームへの依存の項目を追加した。長時間に及ぶネットゲームが，心身の障害のリスク要因として数えられたわけである。

　このほか，危険な格闘技やダイビング，自動車による暴走行為などといった，健康への直接被害である死と背中合わせの行動も，類種のハイリスクな依存行動とみなすことができる。

　こうした依存行動については，不合理な行動を制御する脳の前頭葉の機能不全との関係が注目されている。ギャンブルやスマホゲームを楽しみ，たまに遊んで爽快感を得るだけで済まず，過度に依存して日常生活に支障が出るような病的依存者には，徹底した予防教育，および治療・脱却支援のための取り組みが開発されてきている。

4 事　故

交通事故と健康リスク　不慮の事故は健康を一瞬のうちに害する
リスク要因であり，その最たるものが交
通事故であろう。

　日本国内には現在，約 8000 万人のドライバーがいて，ほぼ同
数の自動車が登録されている。2019 年の報告では，年間約 38 万
件の人身事故が発生し，約 46 万人が死亡または何らかの傷を負
った。事故のうち 1 割弱が死亡・重傷事故であり，死傷者の 0.7
％にあたる 3200 人が亡くなった。年末になると事故死者がどれ
だけ増えたか減ったかと報道されるが，これは事故後 24 時間以

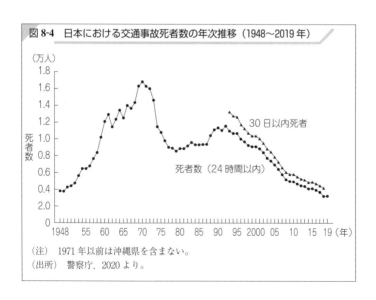

図 8-4　日本における交通事故死者数の年次推移（1948～2019 年）

（注）　1971 年以前は沖縄県を含まない。
（出所）　警察庁，2020 より。

内の即死者および事故後30日以内の死亡者数を取り上げたものである（図8-4）。事故後30日以内の死は，その多くが出血多量，多臓器不全，脳挫傷，ショックなどによるものであるが，数年にわたる植物状態を経て亡くなる例も相当数にのぼる。毎年，事故のために数万人が，脊椎損傷，脳疾患，高次脳機能障害などによって障害者認定を受けていることを忘れてはならない。

　健康・医療心理学では，こうした交通事故による健康被害への対策として，運転者の適性を定期的に把握し，適性に合った運転への移行や，適性を欠いたら免許を返却するような指導を行い，可能であればこれらを制度化する必要性を指摘している。以下で，これまでにわかっている，運転適性のない人，事故を起こしやすい人の特徴を述べよう。

　まず，ヒューマンエラーの原因は，ミステーク，アクションスリップ，ルール違反の3つである。事故を起こしやすい人は，こうした3条件を多くもっている人ということができる。何をするにもミスが多い人，見落とし，勘違い，思い込みの強さ，判断の不正確さ，そして操作に熟練していない人である。ビギナーの多くはこれらに該当し，また加齢によってその度合いは増す。特性としては神経質で感情の起伏の激しい人が事故当事者となりやすい。もちろん静止視力・動体視力の低い人，加齢とともにこれらが低下し白内障が出現することは，事故リスクを高める。最近，

★ヒューマンエラー　　　　　　　　　　　　　　　　　　　　　*Column* ❹
　不可避な事故や災害も，工夫次第で被害を最小限に抑えることができる。中でも人間が関係する（ヒューマンエラー）システムの誤作動は，その原因を探り，注意を促すことで未然に防げる。調査の結果，原因は，①不注意による見落としや判断間違いなどのミステーク，②思い描いた動作ができずに違った動作を起こしたのが原因となるアクションスリップ，および③マニュアルなどで指示された通りにしないルール違反，という3要素に行き着くとされた。

高齢者の運転による人身事故比率が年々高くなっていることがよく指摘される。

とはいえ，制限速度内で運行していれば重大な人身事故には結びつきにくい。人間は，歩いて時速4km，走っても20kmで移動できればよいように，脳も神経系もつくられている。時速40kmを超えれば普通ではいられず，60kmを超えると脈拍は増大し血圧も上がる。これは，車による移動が，人間にとって過度な負担であることを意味し，長時間の運転に人間が適さないことを示唆する。

事故後の行動

交通事故を起こしたら，警察に連絡をし，負傷者を保護して病院に搬送し，医学的検査をすることが求められる。当事者には，刑事罰として道路交通法違反，業務上過失致死傷あるいは危険運転致死傷罪が適用される。民事罰として損害賠償請求訴訟に応じなくてはならない。さらに行政罰として，免許停止処分が言い渡される。30日停止だと1日の講習と適性試験で免許が回復するが，60日以上の停止だと2日間の講習で停止期間は半減する仕組みが確立している。

それ以外の事故に巻き込まれたら，あるいは当事者となったらどうすればよいのだろう。多くの場合，事故調査委員会などの専門家による科学的調査が行われ，事故の原因究明に時間が注がれる。列車事故や航空機事故の場合，操縦担当者の事故発生時の認知・判断・操作の各段階におけるヒューマンエラー要因が査定され，また事故の引き金となったあらゆる環境条件が査定され，同種の事故が再発しないような対策が講じられる。

健康・医療心理学では，ミスは人間が介在する限り必ず起こりうるものであり，避けられないものであるとの前提に立つ。そし

て，ミスが事故につながるプロセスを分析し，ミスが事故につながらない対策をシステムとしてマニュアル化し，運行に関わる人のプロセス管理に役立てようとしている。

5 リスク認知を促す

　行動リスク要因は，原因一結果という直接的な関係でとらえられるものだけではない。関連度が強いという程度の問題である。したがって，1つひとつの行動リスク要因は，個々人の人生における健康被害を必ず惹き起こすとは限らない。そこで，あくまでも自分の自由意思によってリスク要因を排除し，多くの健康行動を形成することが，健康・医療心理学の理想であるということが強調されるべきである。そして，それを援助する健康・医療心理学の専門家は，個人の自由意思へのはたらきかけの専門家であるべきことを肝に銘じる必要がある。

★ 病院内のヒヤリハット体験　　　　　　　　　　　　　　　　　　*Column* ❺
　医師や看護師は，注射や点滴の薬剤ミス，量のミスなど，毎日のようにヒヤリハットを体験している。もう一歩のところで気づいて，事なきを得るのだが，そのつど記録し医療ミス対策本部担当者に報告することになっている。定期的にこれらを整理すると，特定の時間帯，特定の部署，特定の条件が重なるとミスの危険度が高まることが，数値となって把握できる。こうした情報をもとに，環境整備，就労形態の見直し，引き継ぎ業務の改善などが行われる。

やってみよう／ためしてみよう

1) 喫煙が許されている（あるいは禁止されている）場所を探して，
　どういう理由で許されている（禁止されている）のかを調べてみよ
　う。
2) テレビや雑誌などから，健康のリスクにつながる可能性のある嗜
　好品や商品の広告を探して分類してみよう。
3) 自分の日常生活の中から行動リスク要因を1つ選んで，そのリス
　クを低減させる方法を試してみよう。

 学習文献案内

島井哲志（2009）『吸う──喫煙の行動科学』（行動科学ブックレット
　7）二瓶社
日本禁煙科学会編（2007）『禁煙指導・支援者のための禁煙科学』文
　光堂

第9章

発達・加齢に伴う
健康リスクと支援

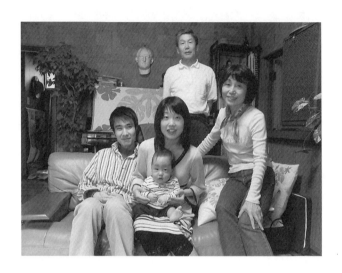

この章で学ぶこと ●●●●●●●●●●●●●●●●●●

　本章では，発達・加齢というライフステージを考慮した健康対策について考える。寿命や主要な疾患の死亡率，罹患率における性差を理解し，男女の違いという観点から健康をとらえ，特に妊娠・出産に関する母子保健について学ぶ。そして，乳幼児期から青年期・思春期へと加齢に伴う変化と健康問題について理解する。地域保健活動では，少子高齢化の状況と変化をふまえて，母子保健と，高齢者に対する保健サービスとライフステージに特化した健康づくりについて理解を深める。本章での学びを通して，ライフステージと地域保健を含む健康対策として今後どのような治療および予防対策ができるか，その可能性について考えてほしい。

1 ライフステージと健康

発達・加齢に伴う変化
と健康 ライフステージ（life stage）とは，人間の一生，すなわち発達や加齢に伴う変化の過程をいくつかの段階に分ける考え方である。E. H. エリクソンは，人間の一生（生まれてから死ぬまで）を1つの過程と位置づけたライフサイクル（life cycle）という考え方に基づいて，人間の発達段階を8つ（①乳児期，②幼児期初期，③遊戯期，④学童期，⑤青年期，⑥前成人期，⑦成人期，⑧老年期）に分類した（Erikson & Erikson, 1997）。

エリクソンの考え方は，人間の発達は周囲の人々や社会との相互作用によって生じるという心理社会的側面を重視しているため，心理社会的発達理論と呼ばれることがあり，各発達段階に心理社会的危機（psychosocial crisis）のあることが特徴である。この危機は，生きるうえで重要な課題，すなわちライフタスク（life task）と位置づけられており，各発達段階でライフタスクを乗り越え，達成することによって，人間の強さや美徳（virtue）を獲得し，人間として成長すると考えられている。

このようなライフステージという考え方は，人間の一生を心理的・社会的なさまざまな要因から総合的にとらえており，健康・医療心理学の基盤である生物心理社会モデルと共通する考え方である。

表9-1に，各ライフステージおよび心身の健康状態とその特徴を例示した。たとえば，妊娠・出産等は，女性および子どもの健

表9-1　各ライフステージの心身の健康状態と特徴例

ライフステージ	年齢の目安	心身の健康状態と特徴
妊娠・出産/授乳期	16〜50 歳くらい（妊娠・出産等に明確な年齢基準はない）	妊娠・出産に伴う母体の心身の変化
乳児期	0〜1 歳半くらい	身体機能の著しい発達・成長 母親・家族との安心・信頼の形成
幼児期	1 歳半〜6 歳くらい	第 1 次反抗期
学童期	小学生	心身の変化・発達 学校生活の開始と対人関係の広がり
青年期・思春期	中学生〜大学生	第 2 次性徴 第 2 次反抗期
成人期	20〜30 代	身体機能の緩やかな減退
中年期・壮年期	40〜60 代	身体機能の減退，更年期
老年期	65 歳以降	身体機能・認知機能の低下

康において重要な健康問題である。乳児期から学童期にかけては身体的な発達に伴って心理的な変化も大きい時期であり，青年期・思春期は第2次性徴やアイデンティティの確立も関連して多感な時期とされる。また，中年期・壮年期は仕事や家庭など社会を支える世代である一方，ストレスフルな環境状況におかれることも多い時期である。壮年期の身体機能の減退に伴う心理面のケアなど高齢者の健康対策は，社会においても重要な課題である。

死亡率・罹患率における性差

　　　　　　　日本は，世界有数の長寿国と呼ばれているが，平均寿命を男女で比較すると女性のほうが男性よりも 6〜7 年，長生きであり，このような性差は先進国では一貫して認められている。日本では，栄養・衛生状態の改善と医療技術の進歩によって感染症対策が効果をあげ，死因の上位であった結核と肺炎の死亡率が劇

的に減少した。それに代わって，3大死因と称される，がん（悪性新生物），心疾患，脳血管疾患の死亡率が1960年代以降増加し，さらに2011年以降は，人口の高齢化に関連して肺炎の死亡率が脳血管疾患を抜いて第3位となっている。このことは，感染症から生活習慣病へと疾病構造が大きく変化し，それに伴って不健康習慣の予防を重視した健康対策が必要であることを意味しているが，がんや心疾患の死亡率や罹患率には性差がみられる。

　図9-1は，死因の第1位であるがん（悪性新生物）の主要部位における男女別の死亡率の年次推移である。これをみると，男性は肺，胃，大腸，肝臓の順で，女性は大腸，肺，胃，乳がんの順で，死亡率が高い。女性のがん全体の死亡率をみると，乳房や子宮，卵巣といった女性特有の疾患が高い割合を占めており，とりわけ女性の乳がんは増加傾向にある。乳がんや子宮がんに代表される女性特有のがんは，他の部位と比較しても若年での発症が認められるため，がん検診や自己チェックによる早期発見のための予防対策が強化されている。

　日本では罹患率・死亡率ともに高い心疾患についても，男女で興味深い違いがある。日本人男性における心疾患の罹患率は，女性の3〜5倍で，死亡率も70代までは男性のほうが高い。ところが，70代後半になると女性の死亡率が急増し，男性の数値を超える。このような性差は欧米でも指摘されており（Mehta et al., 2016），エストロゲンの抗動脈硬化作用が心疾患の発症リスクを抑えているため，女性は男性に比べて心疾患が発症する年齢が約10年遅いとされる。女性は月経サイクルがある時期には，HDLコレステロールのレベルが維持されており，これが心疾患の発症リスクを下げる機能を果たしているが，閉経後はHDLコレステ

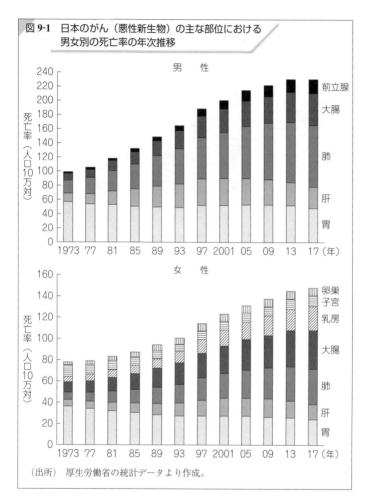

図9-1 日本のがん（悪性新生物）の主な部位における男女別の死亡率の年次推移

男　性

死亡率（人口10万対）

前立腺
大腸
肺
肝
胃

1973 77 81 85 89 93 97 2001 05 09 13 17（年）

女　性

死亡率（人口10万対）

卵巣
子宮
乳房
大腸
肺
肝
胃

1973 77 81 85 89 93 97 2001 05 09 13 17（年）

（出所）　厚生労働省の統計データより作成。

★ 月経サイクル　　　　　　　　　　　　　　　　　　　　　　　　*Column* ❶

　卵胞期，排卵期，黄体期，月経の4つの段階に分類される，女性特有のホルモンバランスの変化で，月経開始日から次の月経までの周期を示す。卵胞期は卵胞ホルモン（エストロゲン）が分泌され，子宮内膜が肥厚し，排卵が起こる。排卵後，エストロゲンと黄体ホルモン（プロゲステロン）が分泌され，子宮内膜が受精卵の着床に適した状態になり（黄体期），妊娠が成立しなければ，子宮内膜がはがれ，血液とともに排出されるため月経が起こる。

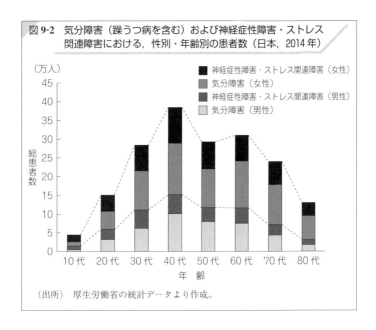

図9-2 気分障害（躁うつ病を含む）および神経症性障害・ストレス
関連障害における，性別・年齢別の患者数（日本，2014年）

（出所）厚生労働省の統計データより作成。

ロールが低下し，LDLコレステロールが上昇するため，この保護作用が失われ，70代で男性と同等になり，80歳以降には男性の死亡率を超えるのである。

　先に紹介したがんや心疾患の性差以外にも，男女差が指摘される健康状態として，うつがある。女性が男性よりもうつになりやすいことは，WHOによる14カ国を対象にしたデータや他の疫学研究からも実証されており，その差は約2倍以上である。図9-2は，日本の2014年の気分障害（躁うつ病を含む）および神経症性障害・ストレス関連障害の性別，年齢別の患者数のグラフである。これをみると，日本でも女性の患者数は男性よりも多い。うつの性差においても，心疾患同様に，女性の月経サイクルの影響は大きく，それ以外にも心理社会的要因とも関わりが深い。

女性特有の健康問題に対する月経サイクルの影響は大きく，月経に関する問題は，妊娠・出産にも関連している。また，出産後の育児等の問題も，母子保健として重要な健康対策である（次節参照）。

厚生労働省は，平均寿命と健康寿命（日常生活が制限されずに健康で自立した生活が可能な期間）の差について，2016 年のデータでは男性は 8.84 年，女性は 12.35 年と女性のほうが大きいことから，女性の健康支援対策事業を展開している。男女で死亡率や罹患率をはじめ，健康問題に違いが認められることは，効果的な健康対策を考えるうえでも重要であるが，その際，単に生物学的な差異として男女の要因をとらえるだけではなく，心理社会的要因なども含めて対象者特有の環境や現象を解明し，アプローチする必要がある。

ライフステージと地域保健

地域住民の健康の保持増進や公衆衛生の向上のために地域保健対策を推進することを，地域保健と呼ぶ。これらの基本的な指針を策定し，1994 年の保健所法の改正を受けて名称変更して法律として定められたものが，地域保健法である。

そこでは，地域保健対策を推進するための中核（第一線機関）として保健所（都道府県または政令で定められた市が，人口 10 万人に 1 カ所の目標で設置する衛生行政に関する第一線機関）を位置づけ，また，市町村保健センター（地域保健法により市町村が設置することができる保健サービスを総合的に行う施設）および地方衛生研究所を相互に機能させ，医療・介護・福祉の連携を促進することをめざしている。この意味で，保健所は地域における公衆衛生活動の中心的存在であり，地域や住民の多様なニーズに対応したきめ細かな

サービスの提供やまちづくりのために，科学的根拠に基づいた効果的な対策の推進が提唱されている。

　なお，地域における精神保健活動の第一線機関は保健所だが，精神保健福祉法に基づき，精神保健の向上に関する技術面の指導や精神障害者福祉の増進のためのサポート等を行う機関として，精神保健福祉センターがある。

　地域保健活動では，特に少子高齢化のさらなる進展等の社会状況の変化をふまえ，母子保健や高齢者に対する保健サービスといったライフステージに特化した対策の実施と体制づくりも，市町村が行うべき重要な地域保健の課題と位置づけられている。たとえば，母親と乳幼児の健康を守るために制定された母子保健法によって，市町村の母子保健活動の拠点として，子育て世代包括支援センター（母子健康包括支援センター）が設置され，2017 年には厚生労働省がセンターの業務ガイドラインを公表している。このことは，これまで各市町村が行ってきた子育て支援に関してガイドラインが定められ，妊産婦や乳幼児がどこでも一貫したサポートを得られるようになることを意味しており，社会全体として子育て支援を強化している表れだといえる。

　健康であることや幸せを感じることは，私たちが生きることを支える重要な要素であり，健康の最終目標はウェルビーイングだといえるが，このことは同時に，すべての人は自分の健康や病気に責任があるということを意味している。日本では，2000 年に厚生省（当時）が健康日本 21 という国民健康づくり運動を施策し，2002 年には健康日本 21 を中核とする国民の疾病予防を積極的に推進することをめざして健康増進法が制定され，現在もこの健康政策が継続している。このようなアプローチを行う背景には，疾

病構造の変化と現在の主要な死因からも，自分の健康を自分で維持・促進・予防するというセルフケアの考え方の必要性が高まっていることがあり，特に日々の健康行動（生活習慣）に対する予防的アプローチが重視されている。

　また，近年，"総合的に診る医療" と称されるプライマリケア（primary care）に関連して，プライマリケア心理学という考え方が提唱されている。そこでは，身体的・心理的・社会的な健康問題に対してさまざまな専門家と包括的な医療サービスを提供するために，人間が生まれてから死ぬまでのライフスパンを通して健康問題にアプローチすることがめざされている（大竹，2016）。地域の特徴を考慮して医療や福祉等と連携し，地域住民からの信頼と社会的ネットワーク（社会関係資本＝ソーシャルキャピタルとも呼ばれることがある）を活用しながら地域保健の基盤と健康増進の実現をめざしている地域保健活動において，ライフステージに応じた対策は，今後さらに強化されるアプローチだと考えられる。

2　母子保健から学校保健へ

妊娠・出産

　女性には，月経サイクルがある（前出 *Column* ❶参照）。このサイクルは女性特有のホルモンバランスの変化であり，生理的な変化だけでなく，さまざまな心理的な変化を惹き起こす。そして，月経にも関連して妊娠・出産は，母子保健として重要な健康問題である。

　妊娠とは，受精卵が卵管を下って子宮にたどり着き，子宮内膜に着床して胎盤を形成することであり，胎児の諸器官の原型は妊

娠初期にほとんどが形成される。妊娠するとホルモン分泌が変わるため，個人差はあるが，つわりや嗜好の変化，頻尿や便秘，眠気等の身体的な変化や，気分が変動し，不安定になったり，イライラしたり落ち込むなどの心理的な変化が起こる。

　妊娠中は，喫煙や飲酒，薬物はいうまでもないが，風疹などのウイルス，X 線，ストレスなど，さまざまな要因が胎児の諸器官形成や奇形，流産等の原因となるため，健康管理には注意が必要である。たとえば，喫煙している女性は，喫煙していない女性に比べて，不妊や流産，早産，死産の割合が非常に高く，母親の喫煙は，先天異常や新生児死亡，低体重児といった形で胎児の発達・成長に大きな影響を与える。また，妊婦のアルコール摂取も非常に危険であり，胎児性アルコール症候群（FAS：fetal alcohol syndrome）と呼ばれる胎児の神経系の脳障害や形態奇形（知能障害や学習障害，行動障害，視覚・聴覚の障害等の中枢神経系の異常や，低体重児や小頭症等の発育に関連する異常症状）が生じるリスクが高まる。

　このほか，妊娠中は適切な栄養素を摂取することが必要であり，体重が増え過ぎても，逆にダイエットなどを含めて体重が増えない場合も，胎児の成長に影響を与える可能性がある。また，女性の年齢も妊娠中の問題に関連しており，15 歳未満の若年女性の

★ 月経前症候群　　　　　　　　　　　　　　　　　　　*Column* ❷

　PMS（premenstrual syndrome）と略される月経前に生じる不快な心身症状に関する病理学上の障害で，胸の膨らみやむくみ，めまいや頭痛，身体のほてりや吐き気，便秘，吹き出物等の肌の不調等の身体症状や，イライラ感や抑うつ，不安，絶望感，気分の不安定さ，集中力の欠如等の精神症状がある。特に精神症状が顕著なものについては，DSM-5 で抑うつ障害群のカテゴリーの1 つとして分類され，月経前不快気分障害（PMDD：premenstrual dysphoric disorder）と定義されている。

妊娠は，妊娠中毒症や低体重児，低栄養児のリスクが，35歳以上の女性の妊娠は，高血圧，妊娠糖尿病，分娩時の合併症などのリスクが高くなる。

　出産後の体調の変化としては，マタニティブルーズ（maternity blues）や産後うつがあげられる。マタニティブルーズとは，産後2，3日から生じる悲しみや不安，みじめさのような気持ち，ちょっとしたことで涙が出たり，気分が落ち込むといった感情の変化や状態を意味する。これは，出産を境にホルモンの変化，特にエストロゲンとプロゲステロンの急激な減少が起こり，それらが自律神経系に影響して感情の変化を惹き起こすとされている。また，分娩や育児の不安，疲れ，孤独感など，出産に伴うさまざまな環境要因も，気分の変動を高める要因となる。しかし，このような感情は通常は一過性のもので，産後2週間以内には自然におさまるため，あまり心配する必要はない。

　しかし，産後に重度の気分の変化が数カ月続く場合には産後うつ病の可能性が疑われ，治療やケアが必要となる。女性にとって周産期は心身の変化が著しく，特に出産後は育児も含めて生活や環境の変化を伴うため，うつ病が発症しやすいといえる。妊娠前からうつになりやすい傾向があった人や，他の心理的問題があった場合は，産後うつ病になる可能性が高いため，母親を取り巻くさまざまな環境を整え，家族や周囲のサポートを充実させることが重要である。

乳幼児期の健康と特徴　　乳幼児期とは，生まれてから小学校就学までの年齢範囲を示すが，この時期の健康や発達において養育者との関わりはきわめて重要といえる。赤ちゃんはこの時期に身体機能が著しく発達し，第1次反抗期も迎

表 9-2 母子保健対策の体系

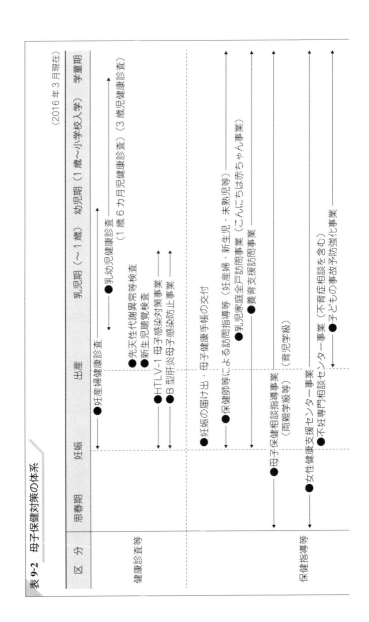

(2016 年 3 月現在)

区　分	思春期	妊娠	出産	乳児期（～1歳）	幼児期（1歳～小学校入学）	学童期

健康診査等

- 妊産婦健康診査
- 乳幼児健康診査（1歳6カ月児健康診査）（3歳児健康診査）
- 先天性代謝異常等検査
- 新生児聴覚検査
- HTLV-1母子感染対策事業
- B型肝炎母子感染防止事業

保健指導等

- 妊娠の届け出・母子健康手帳の交付
- 保健師等による訪問指導等（妊産婦・新生児・未熟児）
- 乳児家庭全戸訪問事業（こんにちは赤ちゃん事業）
- 養育支援訪問事業
- 母子保健相談指導事業（両親学級等）（育児学級）
- 女性健康支援センター事業
- 不妊専門相談センター事業（不育症相談を含む）
- 子どもの事故予防強化事業

●思春期保健対策の推進

●食育の推進

●妊娠・出産包括支援事業
（子育て世代包括支援センター、産前・産後サポート事業、産後ケア事業等）

●入院助産

●不妊に悩む方への特定治療支援事業

●未熟児養育医療

●代謝異常等特殊ミルク供給事業

●結核児童に対する療育の給付

●子どもの心の診療ネットワーク事業

●児童虐待防止医療ネットワーク事業

医療対策等

●健やか親子21（第2次）

●マタニティマークの周知・活用

●健やか次世代育成総合研究事業（厚生労働科学研究）

その他

（出所）厚生労働省「平成29年度版 厚生労働白書」より作成。

える。特に，最も接する時間が多い他者は（一般的には）授乳等の育児をする母親であり，生きるうえでの生活面はもちろん，安心感や信頼感，愛着の形成といった心理的な発達にも母子（親子）関係は大きく影響する。乳児から幼児へと成長するにしたがって友人との関わり等も増え，生活環境の広がりとともに自他の区別や自己意識が高まる。

　表9-2に日本の母子保健対策の体系が示されているが，妊娠から出産を経て育児を行う（子どもが学童期に至るまでの）期間には，さまざまな健診や保健に関する支援事業があることがわかる。日本では，2017年の改正母子保健法の施行により，母子保健指導を行う市町村の施設として母子健康包括支援センターの設置が法定化され，母子保健対策が強化された。

学童期・青年期・思春期の健康と特徴

子どもが小学生になると学校生活がはじまり，幼児期よりもさらに社会性を獲得しながら生活範囲や対人関係が広がっていく。青年期・思春期は，第2次性徴，第2次反抗期なども存在し，自己の確立や心身の変化が著しい，まさに人間として多様性を増しながら自立していく過程だといえる。喫煙，飲酒，薬物，性行動といった健康行動への意識が高まり，誘惑等によって問題行動が生じたり，学校や対人場面では，いじめや不登校，発達障害に関連する問題が起こることもある。この他，思春期を中心に若年女性に多くみられる食行動の問題として**摂食障害**（eating disorder）がある。

　子どもの成長とともに母子保健対策の内容も変化するが，育児不安や育児ストレスは，育児に関わる養育者（主に母親）において重大な健康問題である。育児を負担に感じ，疲労感や意欲の低下

が生じることは，親の特性や子どもの発育状況だけではなく，夫婦や家族関係，ソーシャルサポート，母親の就労体系等の要因が複合的に関与している。また，これらは児童虐待（身体的虐待，性的虐待，ネグレクト，心理的虐待）の発生にも関連するため，早期発見や通報義務，環境整備や防止対策等を強化することが求められている。児童虐待防止法とは，児童虐待の防止等に関する施策を促進し，児童の権利利益の擁護に資することを目的とした法律であり，ここでの児童とは18歳に満たない者を指す。

　育児に関するネガティブな側面だけではなく，親になることの意義や子どもの存在によって幸せを感じるといった**育児幸福感**に関する研究もある。たとえば，子どものいる人は，いない人に比べて，人生の意義や目的意識が高まり，日々のポジティブ感情，社会的役割においても幸せを感じることが指摘されている（Nelson et al., 2014）。親のポジティブな心身の状態や要因は，子どもや家族，地域や社会全体の健全さにも影響すると考えられるため，次世代の子どもの育成対策としても健康・医療心理学のアプローチへの期待は大きい。

3 高齢者の健康と地域保健

高齢者の健康とその評価

日本は世界的にみても長寿国であり，2018年の人口データによると，65歳以上の高齢者が総人口に占める割合（高齢化率）は28.1%，70歳以上の割合は20.7%であり，超高齢社会といえる。また日本には，100歳以上の高齢者が2018年のデー

タでは 6 万 9785 人おり，そのうち 88％ が女性である。

高齢者の健康度として生活機能の自立は重要な指標である。生活機能とは，人間が生きるために必要な機能全体を示す言葉であり，WHO（1984）は，高齢者の健康は，単なる余命や疾病の有無ではなく，自立した生活を送るうえで必要な活動能力があること，つまり生活機能の自立だと定義している。介護を受けたり寝たきりにならずに健康で自立した生活が可能な期間である「健康寿命」について，2016 年のデータによると，男性は 72.14 歳，女性 74.79 歳であり，先に第 1 節でも述べたように，平均寿命と健康寿命の差は女性のほうが大きい。

高齢者における生活機能の自立度は，日常生活を送るために最低限必要だと考えられている日常生活動作（ADL：activities of daily living）で位置づけられることが多い。ADL には，基本的日常生活動作（BADL：basic ADL）と，手段的日常生活動作（IADL：instrumental ADL）がある。BADL は，起居動作や移動，食事，更衣，排泄，入浴，整容等の基本的な身体動作を指す。IADL は，BADL よりも上の段階の動作で，家事（掃除・洗濯・料理等）や買い物，交通機関の利用や電話の応対，服薬や金銭，スケジュール等の管理といった社会的な判断や言動において，適切な手段を用いた対応ができることを意味している。

日本では，地域高齢者の高次な生活機能を評価する指標として，老研式活動能力指標（古谷野ほか，1986；1987）が開発されている。これは，手段的 ADL（IADL），知的 ADL，社会的 ADL という 3 つの下位尺度から構成され，総計を高次 ADL スコアとして評価する尺度である。妥当性や信頼性の検討も行われ（Koyano et al., 1991；古谷野・柴田，1992），広く活用されている。

高齢者はライフステージでいうと老年期であるが，身体機能の低下や定年による退職は，人生においても心身の健康においても大きな影響を及ぼす。厚生労働省は，団塊の世代が 75 歳以上となる 2025 年をめどに，高齢者の尊厳の保持と自立生活の支援を目的として，要介護状態となっても住み慣れた地域で自分らしい暮らしを人生の最後まで続けることができるように，地域包括ケアシステム（5つの要素：住まい，医療，介護，予防，生活支援が一体的に提供される体制）の構築をめざしている。特に一人暮らしの人や認知症高齢者の増加も懸念されるため，地域社会全体としてサポートする体制づくりが必要である。

介護保険法に基づき設置された地域包括支援センターは，高齢者が住みなれた地域で生活上の安心・安全・健康を確保するためのサービスが提供され，尊厳のある生活が維持できるために市町村が設置できる施設である。そこでは，高齢者の総合相談や高齢者虐待（身体的虐待，介護・世話の放棄・放任，心理的虐待，経済的虐待，性的虐待）の早期発見や防止等の権利擁護，介護予防に関する援助や自立支援に向けた支援等を行っている。

また，高齢者の生きがいや幸福感の向上のためには，就労支援や，地域活動，ボランティア，生涯学習等，高齢者が地域の中で参加できる活動機会を確保（提供）することも必要である。こうした高齢者の生きがい向上や社会活動の促進をめざした対策を行う際には，外出頻度や友人・知人との交流，団体や会への参加，趣味等，性差や都市度の差を考慮した取り組みの必要性が指摘されている（斎藤ほか，2015）。

世代間交流（世代間相互作用）に関する研究では，65 歳以上の高

齢者同士の世代内交流がある人たちは，交流がない人たちよりも精神的健康状態がよいが，さらに若年者との世代間交流がある高齢者は，交流をしていない人たちに比べて精神的健康状態がよいこと（根本ほか，2018）が指摘されている。世代間交流において，高齢者は，若年者に対して相手に提案を促すといった発話の比率が高くなる，つまり世代役割を担う可能性があるという（田渕・三浦，2019）。

　老年期とは，子育てや就労が終わり，自分ができる次世代への伝承という役割も含めて，自己実現や人生を考える時期だといえる。ウェルビーイングの向上をめざす意味でも，ポジティブな感情や動機づけを伴う社会・地域での活動が，高齢者の健康において大きな意味をもつと考えられる。

 やってみよう／ためしてみよう

　1)　表9-1の各ライフステージの健康と特徴を参照しながら，どのような健康対策／取り組みを行うことができるか，臨床的な観点だけではなく，予防的な観点からも考えてみよう。
　2)　自分が住んでいる地域における健康づくり対策のうち，ライフステージに関連した地域保健活動として，どのようなものが行われているだろうか。活動の目的や対象者，活動内容等を調べてみよう。

 学習文献案内

大竹恵子（2004）『女性の健康心理学』ナカニシヤ出版
大竹恵子編著（2016）『保健と健康の心理学──ポジティブヘルスの実現』ナカニシヤ出版
日本健康心理学会編（2019）『健康心理学事典』丸善出版

第 10 章

働く人の健康リスクと支援

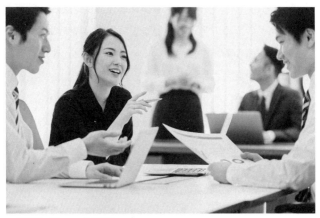

（提供）　Kazpon/PIXTA。

この章で学ぶこと ●●●●●●●●●●●●●●

　本章では，働く人の健康の維持・増進に関して，主に健康・医療
心理学の視点から解説する。最初に，働く人の心身の健康を維持・
増進するための仕組みとして産業保健制度を取り上げ，法的根拠と
なる労働安全衛生法とメンタルヘルス対策の考え方を解説する。次
に，職業性ストレスの代表的な理論と評価方法，健康への影響を説
明する。そのうえで，職場のメンタルヘルス対策における1次予防，
2次予防，3次予防の概要と，各対策における健康・医療心理学的
支援を解説する。最後に，職場のメンタルヘルスにおける新しい視
点として，ポジティブメンタルヘルスを取り上げ，ワーク・エンゲ
イジメントを鍵概念とした組織と個人の活性化について説明する。

1　産業保健制度

労働安全衛生法

産業保健とは，職場で働く人々の心身の健康を扱う研究および実践活動であり，生産性向上のための労働力の保全，労働者の健康の保持増進，快適な作業環境の形成を目的としている。職場は，家庭や地域と異なり，事故や災害の危険も大きく，健康を阻害する環境が生じやすい。そのため，職場は安全と衛生について特別の注意を払い，組織的かつ専門的な取り組みを行うことが必要となる。労働安全衛生の体制や実施内容を定めた法律が，労働安全衛生法である。

日本では，戦後間もなく，労働基準法が制定・施行され，結核・赤痢・珪肺・重金属中毒等の防止，危害の防止，有害物の製造禁止，安全衛生教育，健康診断などの規定が定められた。その後も昭和30年代頃には，急激な経済発展による職業性疾病や労働災害が多発し，後追い的に法改正が進められている。しかし，これらの後追い的な対応では困難が生じたことから，労働基準法の安全衛生に関する規定や労働安全衛生規則等を集大成した労働安全衛生法が，1972年に制定，施行された。この労働安全衛生法のもと，各事業場では，次に述べる労働衛生の3管理と，安全衛生教育が，積極的に進められるようになった。

労働衛生の基本的な活動に，作業環境管理，作業管理，健康管理の3管理がある。

作業環境管理は，作業環境中の有害因子の状態を把握して，可能な限り良好な状態で管理することである。これには，有害因子

の把握，有害性の把握，職場の適正化が含まれる。作業環境中の有害因子の状態を把握するために，作業環境測定が行われる。

　作業管理は，環境を汚染させないような作業方法や，有害要因の曝露や作業負荷を軽減するような作業方法を定め，それが適切に実施されるように管理することである。保護具の点検および管理，作業に関する姿勢・強度・速度・頻度・時間，人間工学，手工具の配置などが含まれる。

　健康管理は，労働者個人の健康の状態を健康診断により直接チェックし，健康の異常を早期に発見したり，その進行や増悪を防止したり，元の健康状態に回復させたりするための医学的および労務管理的な措置を行うことである。健康診断，個人的健康リスクの把握，保健指導，栄養指導，心理相談，運動指導，健康相談，適正配置，保健統計などが含まれる。最近では，労働者の高齢化に伴い，健康の保持増進を通じて労働適応能力を向上することまでを含めた健康管理も，要求されるようになっている。

メンタルヘルス指針

　2000年，職場におけるメンタルヘルス対策の実施方法について総合的に示した「事業場における労働者の心の健康づくりのための指針」が策定された。この指針は，職場におけるこころの健康の保持増進を目的とした，はじめての施策である。この指針の特徴として，次の3点があげられる。

① メンタルヘルス不調の1次予防（未然防止）が重視されたこと

② 「心の健康づくり計画」による組織的な対策が求められたこと

③ 「4つのケア」（後述）などの具体的な推進方法が提示され

たこと

　これらの特徴は，事業場におけるメンタルヘルス対策を，一部の専門家に任せるのではなく，事業場の全員が役割をもちながらシステムとして取り組むことを示している。本指針では「メンタルヘルス不調」という概念が用いられているが，ここでは精神および行動の障害に分類される精神障害や自殺だけでなく，ストレスや強い悩み，不安など，労働者の心身の健康，社会生活および生活の質に影響を与える可能性のある精神的および行動上の問題を幅広く含む点に留意する必要がある。

　2006年の労働安全衛生法の改正に伴い「労働者の心の健康の保持増進のための指針」（メンタルヘルス指針）が策定され，本指針に沿ったメンタルヘルス対策を行うことが，事業者の努力義務となった。本指針は，2000年に出された「事業場における労働者の心の健康づくりのための指針」とほぼ同様の内容である。しかし，職場復帰支援，個人情報保護，衛生委員会等による調査審議に関する項目が追加された点が異なっている。

　メンタルヘルス指針については，後述するストレスチェック制度を含めたメンタルヘルス対策の積極的推進を盛り込んだ改正が，2015年11月に行われている。

　　　　　　　　　　　　　　　2000年に策定された「事業場における
　　　　4つのケア　　　　　　労働者の心の健康づくりのための指針」
では，職場のメンタルヘルス対策におけるセルフケア，ラインに

★**過 労 死**　　　　　　　　　　　　　　　　　　　　　　　*Column* ❶
　過労死とは，業務における過重な負荷による脳血管疾患・心臓疾患を原因とする死亡を指す。また過労死等とした場合，業務における強い心理的負荷による精神障害を原因とする自殺による死亡も含む。死亡には至らないが，これらの脳血管疾患・心臓疾患や精神障害を罹患することも，過労死等と定義される。

よるケア，事業場内産業保健スタッフ等によるケア，事業場外資源によるケア，という4つのケアの推進方法が，具体的に提示されている。

セルフケアとは，労働者自身がストレスに気づき，気づいたストレスに対処するための知識と方法を身につけ，実施することをいう。ストレスへの気づきを促すために，ストレスチェック制度によるストレスチェックの結果を活用することができるが，ストレスチェックとは別に，随時，セルフチェックを行う機会を提供することもできる。

ラインによるケアは，管理監督者，すなわち上司が，部下のメンタルヘルス対策のために行う活動のことをいう。管理監督者は，部下である労働者の状況を日常的に把握しており，また，個々の職場における具体的なストレス要因を把握し，その改善を図ることができる立場にある。そのため，管理監督者には，職場環境等の把握と改善，労働者からの相談対応を行うことが求められている。

事業場内産業保健スタッフ等によるケアでは，セルフケアやラインによるケアが効果的に実施されるよう，労働者や管理監督者を支援する。事業場内産業保健スタッフ等は，心の健康づくり計画やその実施，メンタルヘルスに関する個人の健康情報の取り扱い，事業場外資源とのネットワークの形成など，メンタルヘルス対策において中心的役割を果たす。

事業場外資源によるケアは，事業場が有する問題や求めるサービスに応じて，専門的な知識を有する各種の事業場外資源の支援を活用することをいう。また，労働者が事業場内での相談を望まない場合に，事業場外資源を活用することもできる。

2 職業性ストレスの理解

職業性ストレスモデル　仕事にストレスは付きものである。「ストレスは人生のスパイス」ともいわれるように，適度なストレスは人々を活性化させる効果をもつ。一方，過剰なストレスは人々を疲弊させ，さまざまな病気やけがなどを生じさせるリスク要因になりうる。

　ストレスという言葉は多義的であるため，職業性ストレス研究では，ストレスの原因となるものを仕事のストレッサ，その結果生じる心身などの反応をストレス反応と呼んで，区別している。上述したスパイスになるストレスとは，一部のストレッサのことであり，ストレッサの結果として生じるストレス反応は，高ければ高いほど病気やけがなどのリスクを高める要因になりうるものである。

　職業性ストレスの代表的なモデルに，アメリカ国立労働安全衛生研究所が発表した NIOSH 職業性ストレスモデル（Hurrell & McLaney, 1988：図 10-1）がある。このモデルでは，量的負荷や役割葛藤などの仕事のストレッサがストレス反応を高め，ストレス反応が慢性化することによってさまざまな病気が惹き起こされるプロセスが示されている。心理的ストレス反応には抑うつ感や職務不満足感など，身体的ストレス反応には痛みなど，行動的ストレス反応には事故や疾病休業などが含まれる。ストレス反応は，仕事外の要因に含まれる家庭のストレッサや，タイプ A 行動パターンなどの個人要因によっても高くなるが，労働者の場合は，

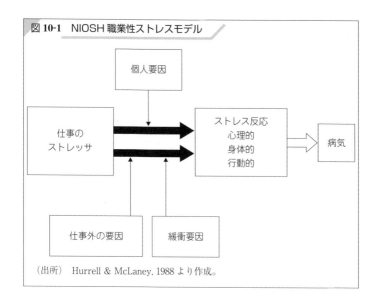

図 10-1 NIOSH 職業性ストレスモデル

個人要因

仕事の
ストレッサ

ストレス反応
心理的
身体的
行動的

病気

仕事外の要因

緩衝要因

（出所）　Hurrell & McLaney, 1988 より作成。

仕事のストレッサがストレス反応に影響を与える主な要因となっている（そのため，図10-1 ではこれらの関係が太い矢印で描かれている）。他方，個人要因，仕事外の要因，緩衝要因（ソーシャルサポート）は，両変数の関連の強さや方向性を調整する要因として位置づけられている。

その他の代表的な職業
性ストレスモデル

R. A. カラセック（Karasek, 1979）は，従来の職業性ストレス研究で取り上げられてきた仕事の要求度という概念は，組立ライン作業者の心理的ストレイン（ストレッサによって心理的にゆがみが生じている状態）を予測するには有用であるが，彼らを管理する管理職者の心理的ストレインを予測するには不十分であることを指摘した。そして，管理職者の心理的ストレインをより正確に予測するために，技術の幅や意思決定の範囲などを含む仕事の

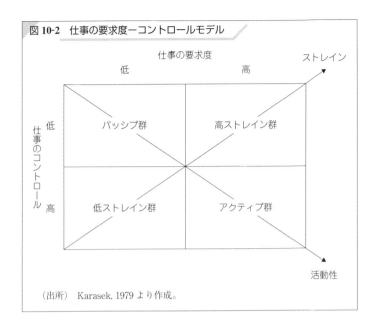

図 10-2　仕事の要求度―コントロールモデル

仕事の要求度

低　　　　　　　　　　高　　　　　　ストレイン

仕事のコントロール

低

パッシブ群　　　　　　高ストレイン群

高

低ストレイン群　　　　アクティブ群

活動性

（出所）　Karasek, 1979 より作成。

コントロールという概念を提唱した。これら 2 つの要因によって心理的ストレインの大きさを測定しようという試みは，仕事の要求度―コントロールモデル（図 10-2）として定式化された。

　このモデルでは，仕事の要求度と仕事のコントロールの高低によって，労働者を要求度が高くコントロールが低い高ストレイン群，要求度が低くコントロールが高い低ストレイン群，要求度が高くコントロールが高いアクティブ群，要求度が低くコントロールが低いパッシブ群に分類している。これら 4 群のうち，心理的ストレインが最も高く表出される群は，高ストレイン群であることが明らかにされている（Karasek, 1979）。

　なお，仕事の要求度―コントロールモデルにソーシャルサポートを追加した，仕事の要求度―コントロール―サポートモデル

(Johnson & Hall, 1988) も提唱されている。ソーシャルサポートを追加することで，心理的ストレインなど種々のアウトカムに対する説明率がさらに上昇することから，職業性ストレス研究では仕事の要求度，仕事のコントロール，ソーシャルサポートの3要因を測定することが一般的になっている。現在，日本において実施されているストレスチェックの集団分析結果（仕事のストレス判定図）も，このモデルに基づいて作成されている。

　他の代表的な職業性ストレスモデルに，努力一報酬不均衡モデル（Siegrist, 1996）がある。このモデルでは，自分が仕事に対して払った努力に比べて仕事から得られる報酬が少ない場合に，交感神経系の緊張が生じるとしている。このモデルにおける報酬には，経済的報酬（金銭），心理的報酬（尊重），地位報酬（仕事の安定や昇進）が含まれている。一方，努力には，仕事の要求度や負担などの外的に規定される要素と，強迫的な働き方と関連するオーバーコミットメントという個人の内的な要素が含まれている。オーバーコミットメントが高い人は，仕事に対する高いレベルのコントロールと他者からの評価を求める傾向があるため，仕事の要求度などの外的な要素を過小評価する一方で，自己の対処資源を過大評価しやすくなる。その結果，報酬に見合わない過剰な努力をし続けることになり，交感神経系の緊張を継続させることになる（堤，2019）。

3 職場における健康・医療心理学的支援

　職場のメンタルヘルス対策は，1次予防，2次予防，3次予防

表 10-1　1次予防，2次予防，3次予防の例

	1次予防	2次・3次予防
職場環境	・労働時間の自由化 ・マネジメント技術の向上 ・職場環境改善 ・勤務スケジュールの見直し	・個人の作業や勤務環境，勤務スケジュールの見直し
個人・集団	・健康教育 ・禁煙，食事，飲酒等についての方針 ・運動器具や運動教室の設置	・専門医やカウンセリングの受診 ・飲酒等の問題行動に対する支援プログラムの提供や方針の策定

（出所）　Kompier & Cooper, 1999 を一部改変。

に大別することができる。また実施形態から，職場環境向けの対策と，個人・集団向けの対策とに分けることができる（表10-1）。

1次予防とストレスチェック

　1次予防とは，メンタルヘルス不調の未然防止を主な目的とした活動であり，健康な人々も含めたすべての労働者を対象とするものである。日本の職場のメンタルヘルス対策において現在最も有名な1次予防は，2015年から開始されたストレスチェックであると思われる。

　ストレスチェックは，図10-3に示した手順で実施される。ストレスチェックは，事業場におけるメンタルヘルス対策の1次予防を強化するため，定期的に労働者のストレスの状況について検査を行い，本人にその結果を通知して自らのストレスの状況について気づきを促し，個々の労働者のストレス反応を低減させるとともに，検査結果を集団ごとに集計・分析して職場におけるストレス要因を評価し，職場環境の改善につなげることで，ストレス

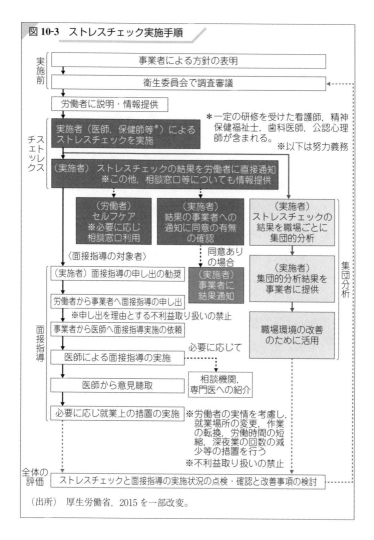

図 10-3　ストレスチェック実施手順

実施前

事業者による方針の表明

衛生委員会で調査審議

労働者に説明・情報提供

ストレスチェック

実施者（医師，保健師等*）による
ストレスチェックを実施

*一定の研修を受けた看護師，精神
保健福祉士，歯科医師，公認心理
師が含まれる。

※以下は努力義務

（実施者）ストレスチェックの結果を労働者に直接通知
　※この他，相談窓口等についても情報提供

（労働者）
セルフケア
※必要に応じ
相談窓口利用

（実施者）
結果の事業者への
通知に同意の有無
の確認

（実施者）
ストレスチェックの
結果を職場ごとに
集団的分析

集団分析

同意あり
の場合

（実施者）
集団的分析結果を
事業者に提供

面接指導

〈面接指導の対象者〉

（実施者）面接指導の申し出の勧奨

（実施者）
事業者に
結果通知

労働者から事業者へ面接指導の申し出

※申し出を理由とする不利益取り扱いの禁止

職場環境の改善
のために活用

事業者から医師へ面接指導実施の依頼

医師による面接指導の実施

必要に応じて

医師から意見聴取

相談機関，
専門医への紹介

必要に応じ就業上の措置の実施

※労働者の実情を考慮し，
就業場所の変更，作業
の転換，労働時間の短
縮，深夜業の回数の減
少等の措置を行う
※不利益取り扱いの禁止

全体の評価

ストレスチェックと面接指導の実施状況の点検・確認と改善事項の検討

（出所）　厚生労働省，2015 を一部改変。

の要因そのものを低減するよう努めることを，主な目的としてい
る（厚生労働省，2016）。

　ストレスチェックは，図 10-3 の左側に示した個人向けの流れ

と，右側に示した集団向けの流れに大別される。個人向けの流れでは，個々人のストレスチェックの結果を本人にフィードバックするとともに，一定の基準により高ストレス者の判定を行う。高ストレス者と判定された者は，希望により医師（主に産業医）による面接指導を受けることができる。事業者には，面接指導の結果を医師より聴取し，必要に応じて労働時間の削減などの就業上の措置を講じることが求められている。そのため，高ストレス者が医師による面接指導を希望した場合には，原則として事業者側に本人が高ストレス者であるという情報が伝えられることを十分説明しておくことが必要である。

　一方，集団向けの流れは，部署など一定規模の集団（原則として10人以上）ごとにストレスチェックの結果を集計し，仕事のストレス判定図などを用いて集団分析結果を提示し，その後の職場改善活動に役立てるものである。職場改善活動には，労働時間を自由化すること，管理監督者のマネジメント技術を研修によって強化することなどが含まれるが，職場のメンタルヘルス対策においてある程度の科学的根拠が認められている方法の１つに，職場環境改善がある。

　職場環境改善は，従来ヨーロッパ諸国で積極的に推進されてきた活動であるが，近年では日本でも取り入れられ，その効果が認められつつある（たとえば Tsutsumi et al., 2009 など）。職場環境改善の具体的な取り組み内容については紙幅の都合により他書（たとえば，ストレスチェック実務 Q&A 編集委員会，2018）に譲るが，基本的には集団分析結果に基づく改善方略をグループミーティングにより抽出し，それを実行し評価していく過程を繰り返すことになる。

| 2次予防 |

2次予防は，メンタルヘルス不調の早期発見・早期対応を行うことを目的とした活動である。たとえば，労働者にうつ病のスクリーニングテストを実施し，一定のカットオフ値を超えている者に対して，さらに専門家が面接を行い，うつ病の可能性をスクリーニングすることなどが含まれる。また，2次予防を行う際の前提として，メンタルヘルス不調に陥った労働者が気軽に相談できる場所を事業場内外に設置しておくことも重要である。なお，ストレスチェックで使用されている職業性ストレス簡易調査票（下光ほか，2000）は，メンタルヘルス不調をスクリーニングするための検査ではないため，2次予防のための検査として使用することは適当ではない。

| 3次予防と職場復帰支援 |

3次予防は，すでにメンタルヘルス不調にある労働者を対象にしたものであり，職場復帰や再発防止を目的としたものである。職場復帰を円滑に進めるためには，各事業場において，休業開始から職場復帰までの流れをあらかじめ明確にしておくことが必要である。そのため，厚生労働省（2012）は，うつ病などのメンタルヘルス不調にある労働者の職場復帰を促進させるため，「心の健康問題により休業した労働者の職場復帰支援の手引き」を公表している。この手引きでは，職場復帰支援の流れを，図10-4に示した5つのステップに分けている。本節では，紙幅の都合により第1ステップのみ解説するが，職場復帰支援を担当する者は，手引きを熟読したうえで対応にあたることが望ましい。

　第1ステップは，「病気休業開始及び休業中のケア」であり，労働者より主治医からの診断書（病気休業診断書）の提出を受けて開始される。管理監督者は，診断書の提出があったことを人事労

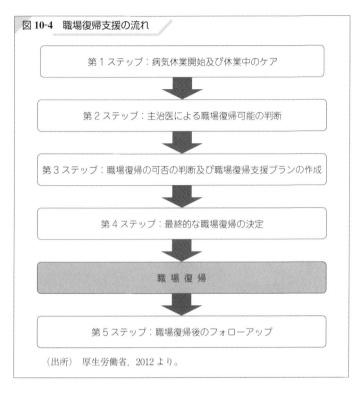

図10-4　職場復帰支援の流れ

第1ステップ：病気休業開始及び休業中のケア

↓

第2ステップ：主治医による職場復帰可能の判断

↓

第3ステップ：職場復帰の可否の判断及び職場復帰支援プランの作成

↓

第4ステップ：最終的な職場復帰の決定

↓

職　場　復　帰

↓

第5ステップ：職場復帰後のフォローアップ

（出所）　厚生労働省，2012 より。

務管理スタッフおよび事業場内産業保健スタッフに伝え，その後，休業に際して必要な事務手続きや，当該事業場における職場復帰の手続きなどについて説明する。一般に，休業に入る労働者やその家族は，雇用面や経済面などに大きな不安をかかえやすく，このことは心理的に安心した休業を阻害する要因になりうる。そのため，労働者が安心して療養に専念できるよう，たとえば健康保険組合から支給される傷病手当金の金額・期間や，休業中の相談先などについて，休業開始前に十分な情報提供を行っておくとよい。

病気休業中は，職場復帰を円滑に進めるため，リワークが活用されることもある。リワークとは，return to work の略語であり，うつ病などの精神障害により休業している労働者に対し，職場復帰に向けたリハビリテーションを実施する機関で行われているプログラムを指す（うつ病リワーク研究会，2009）。現在，リワークを実施している機関は，大別すると精神科を中心とした医療機関と，各都道府県に設置されている地域障害者職業センターがある。

　医療機関でのリワークは，健康保険を用いた精神科デイケアなどの枠組みで実施されることが多い。そのため，主治医の許可が得られれば，利用者は費用の一部を負担することでリワークを利用することができる。また，医療機関であるため医師や看護師などの専門職の関与が多いこともメリットの1つである。

　一方，地域障害者職業センターによるリワークでは，主治医の承諾を得たうえで，本人に対する支援だけではなく，休業者を受け入れる事業者に対しても，職場復帰支援プランの作成をサポートするなどの支援が行われている。雇用保険に基づく事業であるため，雇用保険に加入している本人，事業場，主治医の3者がリワークの利用について合意していれば，利用者や事業場に利用料は発生しない（すなわち，雇用保険の被保険者でない公務員は対象とはならない）。

　リワークでは，パソコン作業，事務作業や，グループミーティング，運動，外出などが実施されている。施設によっては，集団認知行動療法やキャリアカウンセリングなどの専門的な支援を行うところもある。

4 活力のある働き方

● **ポジティブメンタルヘルス**

職場のポジティブメンタルヘルス

国際連合（国連）による持続可能な開発目標（SDGs；United Nations, 2015）の，「3. すべての人に健康と福祉を」「8. 働きがいも経済成長も」にもみられるように，健康，働きがい，経済成長は，世界共通の開発目標に位置づけられている。また，WHO は，2017 年の世界メンタルヘルスデー（WHO, 2017）のテーマとして「職場のメンタルヘルス」を取り上げ，経営者や管理職は，健康の増進と生産性の向上に関わる必要があると述べている。一方，日本では，日本再興戦略において**健康経営**（特定非営利活動法人健康経営研究会，2014）の推進が重点化されるなど，経営戦略の一部として労働者の健康支援に取り組む動きが加速している。その他，働き方改革（首相官邸，2016）にみられるような，新しい働き方を模索する動きもはじまっている。

　これらの変化は，産業保健活動において，心身の不調への対応やその予防にとどまらず，組織や個人の活性化を視野に入れた対策を行うことが，広い意味での労働者の「健康」を支援するうえで重要になってきたことを意味している。

★ 働き方改革 *Column ❷*

　少子高齢化に伴う生産年齢人口の減少，育児や介護との両立など働く人のニーズの多様化に伴い，就業機会の拡大や意欲・能力を発揮できる環境の創生が重要課題になっている。これらの課題解決のため，個々の事情に応じて多様な働き方を選択できる社会を実現し，よりよい将来の展望をもてるようにするための改革のことをいう。

心理学や産業保健心理学では2000年前後から，人間の有する強みやパフォーマンスなどポジティブな要因にも注目する動きが出はじめた。このような動きの中で新しく提唱された概念の1つが，ワーク・エンゲイジメント（work engagement；Schaufeli et al., 2002；島津，2014）である。

ワーク・エンゲイジメント

ワーク・エンゲイジメントとは，「仕事に誇りややりがいを感じている」（熱意），「仕事に熱心に取り組んでいる」（没頭），「仕事から活力を得ていきいきとしている」（活力）の3つがそろった状態であり，バーンアウト（燃え尽き；Maslach & Leiter, 1997）の対概念として位置づけられている。バーンアウトした従業員は，疲弊し仕事への熱意が低下しているのに対して，ワーク・エンゲイジメントの高い従業員は，心身の健康が良好で，生産性も高いことがわかっている（島津，2018）。

活力のある働き方の推進：組織と個人の活性化

活力のある働き方を計画・推進するうえで，実証的な研究が進展しているワーク・エンゲイジメントに注目することは有用である。これまでの実証研究では，ワーク・エンゲイジメントを高める規定要因として，仕事の資源と個人の資源があげられている。

仕事の資源とは，仕事において，①ストレッサやそれに起因する身体的・心理的コストを低減し，②目標の達成を促進し，③個人の成長や発達を促進する機能を有する，物理的・社会的・組織的要因である（Bakker & Demerouti, 2007；Schaufeli & Bakker, 2004）。これらの資源は，①課題レベル，②対人レベル，③組織レベルの3つの水準に分類することができる（Schaufeli & Bakker, 2004）。

一方，個人の資源とは，「自分を取り巻く環境を上手にコントロールできる能力やレジリエンスと関連した肯定的な自己評価」（Hobfoll et al., 2003）と定義されている。

　組織の活性化に関しては，組織の強み（資源）を定量的に評価して従業員参加型のワークショップで強みを伸ばすための具体的な方策を検討し実施するプログラム（島津，2016〜18）や，職場の同僚間の相互尊重を高めるためのプログラム（CREW：Civility, Respect & Engagement in the Workplace；Osatuke et al., 2009）などを通じて，仕事の資源の増強を図る活動が行われている。

　個人の活性化に関しては，ストレスや精神的不調について知ってこれに対応する技術のほか，仕事の意義や職務効力感の向上につながる内容が加わることが望ましい。ジョブクラフティング（従業員が与えられた仕事の範囲や他者との関わり方を変えていく行動や認知，Bakker et al., 2013；Wrzesniewski & Dutton, 2001）は，従業員自身が自らの仕事をやりがいのあるものに変えるうえで有用と考えられる。

　その他，職場外要因にも注目し，労働者の健康を総合的に支援する視点も必要である。なぜなら，労働者の健康は，職業生活だけによって決まるわけではなく，家庭・地域での生活状況（家事・育児・介護などの負担や，家族・友人などからの社会的支援），ワークライフバランス（仕事と家庭生活の調和），余暇の過ごし方，リカバリー経験（就業時のストレスから回復するための時間の過ごし方，Shimazu et al., 2012；Sonnentag, 2003）なども関連するためである。つまり，労働者の健康支援を考える場合，働く環境に注目するだけでなく，労働者を取り巻く環境を多面的にとらえ，包括的に支援する視点をもつ必要があると考えられる。

このように，活力ある働き方を推進するためには，健康支援に関わる産業保健部門と組織マネジメントに関わる経営部門・人事部門とが，これまで以上に協調することが重要であるといえる。

 やってみよう／ためしてみよう

1) 「労働安全衛生法」と「メンタルヘルス指針」を通読し，どんなことが書いてあるか自分なりにまとめてみよう。
2) 厚生労働省が開発した「職業性ストレス簡易調査票」に回答して，自分のストレスについて理解しよう。
3) 「心の健康問題により休業した労働者の職場復帰支援の手引き」の第2ステップ以降について調べてみよう。
4) ワーク・エンゲイジメントを高める仕事の資源と個人の資源には，どんなものがあるか調べてみよう。

 学習文献案内

廣尚典（2013）『要説産業精神保健——職場におけるメンタルヘルス対策の手引き』診断と治療社

川上憲人・堤明純監修（2007）『職場におけるメンタルヘルスのスペシャリスト BOOK』培風館

島津明人編著（2017）『産業保健心理学』ナカニシヤ出版

健康・医療心理学の課題

I

II

III

　この部では，第3章で取り上げた健康・医療心理学の臨床的展開について，具体的に紹介する。

　どんなに健康増進に励んだり，病気の予防に努めたとしても，たまたま病気になったり，障害とともに生活することになる場合もある。そして，いざ病気や障害をかかえたときには，その本人が病気をどのように考えているかによって，またどのような社会的対応が用意されているかによって，示される行動は異なり，その結果も異なってくる。また，自然災害の被災者となった場合には，災害直後の安全確保から中長期的な復興生活で起きる心身の健康問題も避けられない。

　ここでは，健康を損なったときに示される行動をどのように理解し，生活の質あるいは人生の質（QOL）を高めるため，どのようにそれを支えればよいかを考えていく。特に，肥満や糖尿病，がんなどの具体的な健康問題をかかえる人たちを支えるための臨床的はたらきかけは，健康・医療心理学に強く期待されている社会貢献である。この健康・医療心理学的介入を支えるための，医療コミュニケーションの問題も取り上げる。また，公認心理師が国家資格化されたことにより，日本のこれからの医療制度において，心理職がどのような法的義務のもとでその社会的責任と役割を果たすのかについても考えていく。

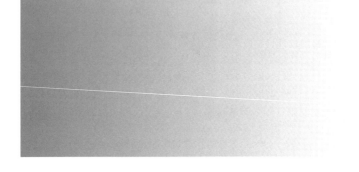

第 11 章

医療における行動と心理

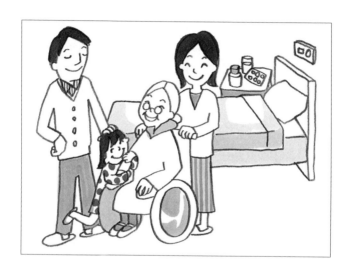

この章で学ぶこと ●●●●●●●●●●●●●●

　健康と病気とは対立的な関係ではない。特に，近年の病気が生活習慣病あるいは慢性疾患へと変化していることにより，病気予防のために個人のライフスタイルのあり方がより重視されるようになってきている。また，慢性疾患への対応は，専門的な医療処置だけでなく，日常生活の中でいかに自律的かつ持続的に病気に付き合うかという点で，患者のセルフケアの視点や態度が重要になる。本章では「病気対処」をキーワードに，病気をどう理解し，対応するかについて学ぶことを目的とする。

1 病気の知覚とその対処

痛みと受診行動

　私たちの受診行動に最も大きな影響を与えるのは，痛み（pain）である。痛みは「組織の実質的あるいは潜在的な損傷に伴う，あるいはそのような損傷の際の言葉として表現される，不快な感覚かつ感情体験である」（日本ペインクリニック学会用語委員会，2012）という定義からもわかるように，痛み知覚と情動状態は密接に関連している。私たちは，不安や不快感によって痛みが強まり，安心感や笑いなどの快感情を体験するときにはそれが薄らぐことを，体験的に知っている。痛みや不快感は生命の危機状態を知らせるシグナルとしてはたらき，私たちが何らかの医療行為を求めるきっかけとなる重要な適応的作用を担っている。

　痛みは，持続期間が通常4〜6週間以内の急性疼痛と，それ以上持続する慢性疼痛とに分けられる。表11-1で，急性疼痛と慢性疼痛の違いを比較している。ここで注意すべきは，特に慢性疼痛は，明確な身体的要因がないにもかかわらず起きる場合がある

★ 慢性疼痛　　　　　　　　　　　　　　　　　　　　　　　　　　　　*Column* ❶
　慢性疼痛の診断には，アメリカ精神医学会の診断基準マニュアル（DSM）の，身体表現型疼痛障害あるいは疼痛型障害の基準が用いられる。身体表現型疼痛障害とは，①少なくとも6カ月間の疼痛，②疼痛を説明する器質的病変ないし病態生理学的機序（身体疾患または外傷の結果）がみられない，または器質的所見から予想される以上に疼痛が過度である，などである。疼痛型障害とは，①1つまたはそれ以上の解剖学的部位における疼痛が中心にあり，臨床的関与を要するほど重篤である，②臨床的に著しい苦痛，または社会的，職業的または他の重要な領域で機能障害がある，③疼痛の発症，重症度，悪化または持続に心理的要因が寄与する，④症状が意図的なものではない，⑤気分障害，不安障害，精神病性障害ではうまく説明されない，などである。

表 11-1　急性疼痛と慢性疼痛の違い

	急性疼痛	慢性疼痛
原　因	存在する	存在するか回復している
身体所見	炎症や損傷など	ないことが多い
感情の変化	あまり関係がない	深く関連している

（出所）　日本ペインクリニック学会用語委員会，2012 を改変。

という点である。つまり，痛みのとらえ方はその個人の感受性，感情状態，性別，年齢，おかれた状況などによって異なる。その意味でも，痛みは主観的な色彩をもち，心理的な影響を受けるということを理解する必要がある。

　しかしながら，痛みによって何らかの症状を自覚したとしても直ちに受診行動に結びつくとは限らない。受診行動は，各自の**病気解釈モデル**（たとえば，この程度なら医者に行くまでもない，あるいはこの症状は重病に違いないとおびえるなど）によって決定されると考えられる。このことは，痛みの知覚と受診行動の間には多様で複雑な心理社会的要因が介在し，その状況に最も適した対処が選択されることを意味する。

病気行動と病者役割

痛みや身体的不調を感じたとき，私たちは，その軽減・回復のために何らかの行動を起こす。このように，心身の不調に対して何らかの医療的援助を求める行動の総体を，**病気行動**（illness behavior）と呼ぶ（Mechanic, 1995）。また，社会的規範として受け入れられている病気対処行動をとることが期待されており，それを**病者役割**（sick role）と呼んでいる（パーソンズ，1992）。病者役割は以下の4つの規範から構成される。すなわち，①病気であることの責任を問わ

れない，②病者と認められることで社会的業務を一時的に免除される，③病者は病気が回復するように努める義務がある，④病者やその家族は，回復のために専門的援助を求める義務があり，同時に援助者に協力する義務がある，などである。ただし，「病者イコール患者」なのではなく，受診などによって医療制度に組み込まれることで病者は「患者という役割」を担うことを意味する。

こうした考えの前提には，病者は積極的に患者役割を引き受けて速やかに健康を回復し，本来の社会的役割を果たすという暗黙の期待がある。しかし，この考えは旧来の急性疾患をモデルにしたものであり，慢性疾患や病気高齢者の増加といった問題をかかえる現代社会には必ずしも適合しなくなってきている（第4節も参照）。今日的な病気は，"身体的な疾患"というだけではなく，時代的および社会文化的変化の中で求められる役割を十分に果たせなくなった状態を意味する"心理社会的な病"でもあることを理解する必要がある。

2 病気行動の自己調節過程

病気行動の自己調節モデル

自己の心身状態が不調であると認知すると，私たちは健康な状態を回復しようと動機づけられる。こうした病者の健康回復行動の過程を，「病気の認知」「対処行動」「評価」として段階的にとらえたものに，「病気行動の自己調節モデル」（self-regulatory model of illness behavior）がある（Leventhal et al., 2003；図11-1）。

段階1の「病気の認知」には，その病気に対する主観的な重大

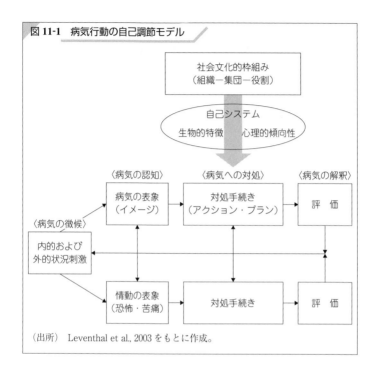

図 11-1 病気行動の自己調節モデル

社会文化的枠組み
（組織ー集団ー役割）

自己システム
生物的特徴　　心理的傾向性

〈病気の認知〉　　　〈病気への対処〉　　〈病気の解釈〉

病気の表象
（イメージ）

対処手続き
（アクション・プラン）

評　価

〈病気の徴候〉

内的および
外的状況刺激

情動の表象
（恐怖・苦痛）

対処手続き

評　価

（出所）　Leventhal et al., 2003 をもとに作成。

性，病気によって惹き起こされる社会的制約と身体的影響，孤独
や不安などの情緒的要因，医療費の負担，収入の途絶などの社会
経済的影響などがある。個人がある病気徴候（例：頭痛がする）を
知覚した場合，その状態は図 11-1 で示すように，社会文化的枠
組みと自己システムによって形成された病気イメージに沿ってラ
ベリングされ，「病気である」と解釈される。しかし，その解釈
のされ方は個人が病気に対してどのような表象をもち，情緒反応
を示すかによって枠づけられる。そこには，その病気が医療受診
や自己療法でどの程度改善されると考えるかという，主観的な評
価まで含まれる。

段階2の「病気への対処」には，回復のための養生，服薬，医療機関への受診，専門家を含む他者への相談などの積極的対処と，病気否定に基づく治療の拒否，現実逃避，受診の先延ばしなどの回避的対処がある。

　段階3の「病気の解釈」では，服薬や医療機関への受診などの病気対処の結果から，それを続けるか止めるか，別の行動を選択するかなどを評価するものである。認知的評価過程と対処過程との間には力動的な関連性がある。たとえば，「胸が痛い」と感じたとき，「医者に診てもらおう」と受診行動を考える場合（積極的対処）と，「大したことはない」と否認（回避的対処）する場合が考えられる。そして，選択された対処によって病気徴候が消失したとき，個人はその対処が適切だったと認知する。さらに，このような認知評価によって病気表象がより明瞭化され，情緒的反応にも影響を及ぼすのである。このように，自己調節モデルは，対処という観点から病気行動を包括的に説明する考え方である。

病気の適応と対処行動

病気は，一時的にしろ，私たちの生活や仕事に多大な支障をもたらすことになる。さらに慢性化すれば，その影響は家族関係や家計，仕事，交友関係などにも広範に及ぶであろう。それは，①健康人からケアされる立場への社会的役割の変化，②闘病生活による生活環境の変化，③家庭生活あるいは職業の不安定化（生活基盤の劣化），などが考えられる。つまり，病気は単に身体機能不全という側面のみならず，それまでに築き上げてきた社会経済的・情緒的な関係性の悪化や喪失ももたらすのである。

　病気への適応課題は，一般的なものと病気特有のものに分けられる。前者は，①治療への前向きな態度，②おびえたり，狼狽し

たり，落胆せずに闘病生活を乗り切るための情緒的安定，③肯定的自己イメージと高い自己効力感の維持形成，④闘病生活によって生じた家族関係・友人関係の変化の修正と再統合，⑤医療者との円滑なコミュニケーションづくりなどであり，後者は，①苦痛・不自由さ，病態変化などの病気プロセスへの適応，②病院環境への対応，③施術や諸治療による後遺症あるいは副作用などへの適応，などである。

鴨志田（1996）は，自身の病気体験について，「糖尿病発病以来，それまでの人生でほとんど考えもせずにきたことを，実に身近なものとして再考せざるをえなかった。糖尿病患者は，がんを宣告された患者に劣らぬほど，自分の一生を振り返り，あれこれ考えるものだ。(中略) 仕事，家族，人間関係，自然界とのつながりのすべてに，自分の意識を問い直した。問い直しばかりではなく，現実の行動としても，すっかり生活の組み替えを余儀なくされた」(p. 19) と述べているが，この指摘は病気体験が全人的な再適応を必要とするものであることを的確に示している。

| 病気対処の個人差 | 病者が自分の症状をどう理解し，どう付き合うかという対処の仕方には，個人差 |

がある。自分に脅威を及ぼす可能性のある医療情報を積極的に収集し，それに対処しようとするモニタリング型（情報探索的対処スタイル）と，脅威を与える情報を直視することを避けようとするブランティング型（情報回避的対処スタイル）は，そうした一例である（Miller, 1995）。B. H. デルーイら（de Rooij et al., 2019）は，子宮内膜がん患者と卵巣がん患者を対象に，モニタリング型とブランティング型との間の，がん関連の健康情報に対する認知的・情緒的・行動的反応の違いを調べた。表11-2は，高モニター者

表11-2 高モニター者と低モニター者の病気に対する対処スタイルの特徴差比較

特　徴	高モニター者	低モニター者
病気関連のネット情報の収集率	54%	36%
情報提供への満足度得点		
・疾　患	58.9	63.5
・治　療	47.3	54.7
ケア満足度得点		
・看護者の接し方	72.5	79.9
・ケア全般	69.2	76.1
病気認知得点		
・生活への影響度	5.2	4.6
・病気不安	5.4	4.2

（注）　情報提供への満足度とケア満足度はそれぞれ100点満点，
　　　　病気認知得点は10点満点での得点を示している。
（出所）　de Rooij et al., 2019 をもとに作成。

123人と低モニター者（ブランティング型に相当）102人の病気情報とケアに対する対処スタイルの特徴のうち，有意差のあった主な要因を示したものである。それをみると，高モニター者は低モニター者に比べて，病気についてより多く情報を求めるが，得られた情報への満足度は低い。さらに，高モニター者は，提供されるケアに対して低モニター者より満足度が低く，病気のもたらす生活への影響，不安も高い様子が示されている。

　アドヒアランスの面では，モニタリング型の患者では自身の病気に関する情報量の多い場合に治療動機が高いが，ブランティン

★アドヒアランス　　　　　　　　　　　　　　　　　　　　　*Column* ❷
　一般に，医療指示に対する患者の受け入れと遵守を指し，患者自身が治療や養生の必要性を理解し，主体的にそれを実行・継続するという意味が含まれている。関連語としてコンプライアンスがある。

グ型では情報が少ないほうが高い治療動機を示した。これらの知見は，患者一医療者コミュニケーション，インフォームドコンセント，治療へのアドヒアランスなどとも関連して，私たちは病気の種類や程度だけでなく，態度や認知スタイルも含め，患者1人ひとりに適した治療環境に配慮しなければならないことを示唆している。

3 病気体験に関連する心理的要因

患者の楽観性と病気対処

患者が病気を楽観的にとらえて，闘病生活をやり過ごそうとすることは少なくない。P. J. アリソンら（Allison et al., 2003）は，頭頸部がん患者101人の1年後の生存確率と彼らの楽観傾向との関係を検討し，楽観傾向者のほうが悲観的な患者よりも生存確率が良好であることを報告している。また，C. ピーターソンら（Peterson et al., 1988）は，人生を悲観的にみることは将来の罹患傾向に悪影響を及ぼすのではないかと考え，ハーバード大学の大学院生99人を対象に35年に及ぶ追跡研究を行った。5年ごとの健康調査の結果，若いときに悲観的傾向を示した人は，加齢とともに健康を害しやすいことを明らかにした。これらの研究は心理的要因と身体的健康との密接な関連性を示した画期的成果として評価されており，楽観性が身体的健康にまで影響する可能性を示しているという点で興味深い。

このように，自身の過酷な状況に対して楽観的推測を行い，それを克服できると思い込むポジティブな認知バイアスを，

S. E. テイラーら（Taylor et al., 1992）は，肯定的幻想（positive illusion）と呼んでいる。肯定的幻想は，病気に対して肯定的意味づけを求めようとする「意味の探求」，自力で病気進行や再発を防ぐことができるとする「克服感の獲得」，積極的な病気対処を行うことによって克服感や自尊感情を改善しようとする「自己高揚」という要素によって構成されている。

　このように，非現実的な信念であっても，患者が病気をコントロール可能であると認知することは，前向きに病気に立ち向かううえで重要な意味をもっている。その一方で，楽観的な喫煙者の主観的な肺がん罹患リスクが，非喫煙者よりも過小に評価されるという報告（Weinstein et al., 2005）などもあり，非現実的な楽観性の問題点も指摘されている。

セルフケアと健康統制感

人々は健康な日々を過ごすために，さまざまな健康資源を活用する。このような健康資源には，外的資源と内的資源がある。財力や人脈，情報などの外的資源が豊かな人ほど，日頃からより健康的な環境で生活しており，病気のときでもより適切な医療サポートが確保されているため，望ましい健康状態が維持回復されると考えられる。

　一方，内的資源としては，健康に対する理解力，対処力，意志力などが，重要なはたらきをすると考えられる。たとえば，健康が自らの努力によって獲得できると考えるか，それとも医療者や「運」などの外部の力によって左右されるものと考えるかという，健康統制の認知様式によっても，病気への対応は異なることが知られている。ヘルス・ローカス・オブ・コントロール（health locus of control；Wallston & Wallston, 1981）の考え方では，

内的統制者は，健康行動に対して主体的・積極的な態度をとる傾向があるとされる。彼らは，外的な健康統制感をもつ人々よりも疾病の罹患率が低く，望ましい健康行動を実践するとされている（Wallerstein, 1992）。しかし，貧しい健康環境のまま内的統制感を増大させる介入では，人々は無力を感じ，より悪い健康状態へ至るという指摘は，病気対処の責任性をいたずらに個人要因や心理要因に求めることを戒めるものである。

4 病気体験の克服

病気の受容と利益の発見

病気体験は人々に苦悩をもたらす。これまで患者が自身の病気に対して楽観的な態度を示すことは，病気からの「逃避」あるいは「現実否認」とみなされがちであった。しかし，最近の病気対処の研究では，病気に積極的意味を見出そうとすることは，むしろ適応的な病気対処と考えられるようになってきている。実際，患者の中には病気を体験することによって自身の価値観を変えたり，人生を見直したり，親しい人との関係の再構築などを通して，自己成長を遂げる人も少なくない。

　J. ミラム（Milam, 2006）は，HIV/AIDS 患者 412 人を対象に，心理的成長感と抑うつ，免疫指標（CD4）との関連を検討した結

★CD4　*Column ③*
　陽性 T リンパ球数（CD4 数）は，HIV 感染症の進行度を反映する。CD4 数の正常値は 700〜1300/μL だが，この値の減少度により，早期 HIV 感染症（または長期未発症者，ほとんど免疫機能の低下のない状態），中期 HIV 感染症（徐々に免疫機能の低下が進行する），後期 HIV 感染症（明確な免疫機能の破綻が存在する状態），末期 HIV 感染症の4つの病期に分けられる。

果，心理的成長感が高いほど抑うつの程度は低く，免疫機能が良好であることを示す高い CD4 の値を得ている。C. S. カーヴァーら（Carver & Antoni, 2004；Lechner et al., 2006）は，乳がん患者の縦断研究から，病気による利益の発見（benefit finding：BF）と余命との関連を検討し，手術 3 カ月後の BF は 5 年後と 8 年後の良好な QOL 水準と抑うつ症状の軽減を予測していた。佃・大川（2016）は，女性がん（乳がん，子宮がん）患者 8 人の面接調査から，がん体験がもたらす苦悩と葛藤の結果として前向きな変化と成長に至ることを明らかにしている。

　これらの知見から，患者が病気体験を受容し，そこに肯定的な意味を見出すことは決して容易ではないが，厳しい治療過程や生活の変化，さまざまな内的葛藤などを経て，よりよい QOL の維持強化や病気適応につながっていることが理解できる。

慢性疾患への対処

近年，日本の主要死因および疾病構造は，感染症あるいは急性疾患から，慢性疾患へと急激に変化している。こうした疾病構造の変化の背景には，生活環境の改善，感染症疾患の予防・治療技術の発達，急激な高齢化に加えて，不適切な食生活，運動不足，不十分な心身休息などの日常生活の悪習慣による慢性疾患の増加が指摘されている。

　慢性疾患の問題は，自覚的症状が乏しく，正しい病気知識の獲得や治療への動機づけが困難であるという点である。慢性疾患への適応課題としては，病気の受け入れ，無期限な治療に伴うストレスへの対処，家族や友人との良好な関係性および安定した日常生活の維持，経済的困窮への対応などが考えられる。そうした課題への失敗が，ノンアドヒアランスや医療者および他の患者とのトラブルなどの形で表出することは少なくない（前田，1999）。

慢性疾患患者が安定した病気対処行動を遂行するためには，自己要因としての良好な自己統制感，社会的資源としてのソーシャルサポート，環境資源としての経済的支援や適切な医療ケアシステムの整備などが必要である。一般的に独身者や独居高齢者などでは罹病率が高く，慢性疾患の改善も不良であることはよく知られているが，それは彼らのセルフケア能力の問題だけでなく，サポート資源や経済的資源の貧弱さにも関連している。私たちの健康希求は，人間らしく生きるという自己の存在価値を前提とした人や社会とのつながりによって支えられていることを，理解する必要がある。

 やってみよう／ためしてみよう

あなた自身あるいは家族や友人の病気体験を振り返り，当事者あるいは関係者として，そのときにどう対処したのかについて考えてみよう。

 学習文献案内

高城和義（2002）『パーソンズ——医療社会学の構想』岩波書店

平木英人（2012）『慢性疼痛——「こじれた痛み」の不思議』筑摩書房

日本心理学会監修／松井三枝・井村修編著（2018）『病気のひとのこころ——医療のなかでの心理学』誠信書房

第12章 健康・医療心理学の臨床的展開

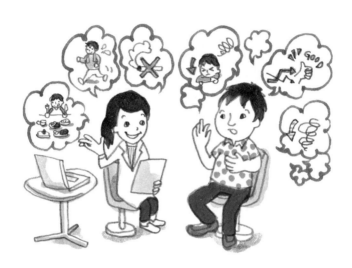

この章で学ぶこと ●●●●●●●●●●●●●

　近年，医療保健領域では生活習慣病対策が大きな課題となっている。慢性疾患である糖尿病，がん（悪性新生物），心疾患，脳血管疾患などの治療では，完治をめざす「治癒」（cure）の視点よりも，病をかかえた個人が（合併症や再発を予防して）充実した健康的な生活を送れることをめざす「ケア」（care）の視点が重要視される。そのため臨床場面では，従来の"医療者が治療し，患者が治療される関係"に基づく支援とは異なる支援のあり方，すなわち"患者の主体性"に基づく支援のあり方を学ぶ必要がある。この章では，生活習慣病に対する健康・医療心理学的アプローチを紹介し，さらに糖尿病とがんに対する実際の支援について紹介する。

1 生活習慣病に対する心理学的アプローチ

生活習慣病とは

日本の疾病構造は，感染症から生活習慣病へと変化している（厚生労働省，2019）。生活習慣病はその名の通り，食習慣，運動習慣，休養，喫煙，飲酒，ストレスなどの生活習慣が，病気の発症・進行に関与する疾患群のことであり，代表的なものに悪性新生物（がん），心疾患，脳血管疾患，慢性閉塞性肺疾患（COPD），糖尿病，高血圧性疾患などがある。近年，生活習慣病を死因とする者の数は全死亡者数の 5〜6 割を占めており（厚生労働省，2018a），健康長寿の問題を考えるうえで重要なテーマである。さらに生活習慣病は国民医療費の 3〜4 割を占め，社会経済面でも大きな問題となっている（厚生労働省，2018b）。

なぜ生活習慣病に心理学的アプローチが必要なのかといえば，生活習慣とはすなわち行動のことだからである。どのような行動

★「生活習慣病」という名称　　　　　　　　　　　　　　　　　　*Column* ❶
　「成人病」と呼ばれていたものが「生活習慣病」に名称変更されたのは，1996 年のことであった。今では「生活習慣病」といえば誰しもがイメージできるほどにその名称が浸透し，健康的な生活習慣が病気の予防につながることを皆が知っている。しかし一方で，「生活習慣病」という名称により，病気の発症や進行の原因は "すべて個人の悪い生活習慣のせいである" という誤った理解も広がっており，「生活習慣病」という名称の問題点を指摘する声もある。近年のエピジェネティクス（epigenetics）研究が示しているように，生活習慣病の発症には，もともと個人が遺伝子多型として有している遺伝リスクと，生活習慣などの環境リスク，さらに環境因子（生活習慣）によって遺伝子が発動する現象（エピジェネティック変異）が複合的に関与していて（山﨑，2017），決して生活習慣のあり方だけで病気の発症や進行が決まるわけではないことに注意が必要である。

をとるかは個人の考えや信念，経験といった個人要因や，家族や医療者との関係を含む社会的環境の影響を受ける（Bandura, 1978）。そのため，自らの健康のためにどのような行動をとっていくかという個人の選択を支援するのに心理学が貢献できる。

生活習慣病者の行動変容に対する心理支援

生活習慣が関与する健康問題の代表的なものは肥満である。内臓脂肪蓄積型の肥満に加えて，脂質異常，高血圧，高血糖の3項目のうち，2つ以上の病態を有している状態は，メタボリックシンドローム（以下，メタボと略す）と診断される。このメタボの診断基準に含まれる病態が重複すると，心疾患を発症しやすいことが知られている（Nakamura et al., 2001）。また肥満は，心疾患以外にも，動脈硬化症，糖尿病，高血圧症，脳血管疾患，肝疾患，高尿酸血症，骨・関節疾患，睡眠時無呼吸症候群，月経異常など，さまざまな健康障害に関連する（大野，2011）。したがって，健康維持のためには食習慣や身体活動習慣の改善により，肥満状態を改善していくことが求められる。

しかし，こうした健康リスクを肥満者がまったく知らないわけではない。にもかかわらず，生活習慣の改善には至らないことが多々ある。リスクを知っていてもそれが行動変容に至るとは限らないのである。患者からよく聞かれる「わかっちゃいるけどね……」という発言には，リスクを認識することへの恐れ（否認）や，行動をコントロールすることの自信のなさ（低い自己効力感），変化したい気持ちと変化したくない気持ちのせめぎ合い（両価性）など，心理的な課題が隠れていることがある。また，習慣化している行動には本人も自覚していないような利得が備わっていることもあり，長年にわたって維持されてきた行動パターンを変更し，

維持していくのは容易ではない。これらの心理的な課題点をみつけ出し，行動変容を支援していくことが，生活習慣病への心理的アプローチの役割の1つである。

生活習慣病者に対する
精神的サポートと意思
決定の支援

生活習慣病への心理的アプローチの役割のもう1つは，精神的サポートと治療に関する意思決定の支援である。生活習慣病はうつ病などの精神疾患を並存するリスクが高く，また反対にうつ病などの精神疾患の発症は生活習慣病の発症，重症化のリスク因子になる（忽滑谷，2014）。そのため，患者の精神健康に気を配り，こころの健康をサポートしていくことも，心理学的アプローチの重要な役割である。

また，診断時や病名告知時のほか，合併症の発症や病態の悪化，再発，治療法の変更，身体的負荷のかかる治療や手術などがあった場合には，患者の精神状態は不安定になりやすい。そうした際に，患者の精神状態を見立てて関わり，患者と医療チームがお互いを尊重して対等な立場で意見を出し合いながら治療の選択をしていく共同意思決定（shared decision making）が実現できるように関わることも，重要な点である。

慢性疾患患者へのアプ
ローチのポイント

生活習慣病は発病や経過が長期間にわたる慢性疾患に属するが，この慢性疾患患者への心理的アプローチで重要なことは，医療者が治療し患者が治療されるという疾患を中心としたケア（disease-centered care）ではなく，患者自身が問題を発見し解決できるように医療者がそれを支援するという患者を中心としたケア（patient-centered care）ないし人間中心のケア（person-centered care）を実践することである（Morton & Sellars, 2019）。前者は

表 12-1　心理職が関与するチーム医療と役割の例

チーム	対　象	心理職の役割
緩和ケアチーム	がん，AIDSなど生命を脅かす疾患をかかえた患者と家族へのケア	心理アセスメント，カウンセリングなど
糖尿病チーム	糖尿病患者とその家族へのケア	病との付き合い方に関する支援，考えや行動パターンの見直しのサポートなど
リハビリテーションチーム	心身に障害をもつ患者へのケア	精神症状のアセスメント，カウンセリング，知能検査や神経心理検査など
認知症支援チーム	認知症の本人と家族へのケア	心理検査など診断補助，カウンセリング，グループ活動など
精神科コンサルテーション・リエゾンチーム	身体科における精神科的対応の向上のためのコンサルテーション	心理学的な見立て，心理的介入，コンサルテーションなど
救急医療チーム	救急医療にかかる患者とその家族へのケア	自殺企図者への心理支援，家族へのカウンセリングなど
周産期医療チーム	妊婦や家族へのケア	産前・産後うつの評価，カウンセリングなど
子どもの入院支援チーム	病気をかかえて入院している子どもに対するケア	発達検査・知能検査などによる発達評価，心理的支援など
暴力被害者支援チーム	暴力被害者に対するケア	カウンセリング，長期フォローアップ，トラウマケアなど
生殖補助医療支援チーム	生殖補助医療を受ける患者や家族へのケア	不妊治療継続のためのカウンセリングなど

（出所）厚生労働省，2011；チーム医療推進協議会ホームページより作成。

「疾患モデル」に基づくケアであり，後者は「成長モデル」に基づくケア（久保，2006）である。医療者からみて"望ましくない"と評価される行動習慣や判断も，患者にとっては"意味のある"行動であり"理にかなった"選択であることが多く，それを理解

することが関わりの第一歩となる。

　医療におけるこうしたケアは，複数の専門職がそれぞれの専門性を十分に発揮する**チーム医療**（第 15 章 *Column* ❸参照）の中で行われる必要がある。チーム医療の構成員は，医師，看護師，栄養士，薬剤師，医療ソーシャルワーカー，作業療法士，理学療法士，言語聴覚士，心理職，臨床検査技師などさまざまで，その中で心理的アプローチが展開される。医療現場で活動しているチームのうち，糖尿病チーム，がんや AIDS などの疾患をもつ人を対象とする緩和ケアチーム，心身の障害をもつ人を対象とするリハビリテーションチームなどでは，心理的アプローチが特に重要とされる。

　そこで第 2 節では糖尿病治療における心理的アプローチ，第 3 節ではがん治療における心理的アプローチの実際を紹介する。

2 糖尿病治療における健康・医療心理学的介入

糖尿病の動向および治療

　日本の糖尿病患者数は増加傾向で，20歳以上で「糖尿病が強く疑われる人」と「糖尿病の可能性を否定できない人」の合計は男性で 28.5％，女性で 21.4％ にのぼり，糖尿病は多くの国民にとって問題となっている（厚生労働省，2017）。

　糖尿病は糖代謝異常（インスリン抵抗性の増大，インスリン分泌不全など）により，慢性の高血糖状態を示す疾患である。糖尿病には複数のタイプが存在し，一般によく知られているのは生活習慣病である 2 型糖尿病であり，糖尿病全体の約 95％ を占める。そ

の他，自己免疫疾患の1型糖尿病，特定の原因・疾患による糖尿病，妊娠糖尿病がある。

　2型糖尿病の場合，初期には自覚症状がないことが多い。しかし，慢性の高血糖状態が続くと，血管が脆くなったり硬化したりして，さまざまな合併症の発症に至る。そのため，食事療法・運動療法・薬物療法により，血糖値を正常範囲に近づけてコントロールしていくことが求められる。治療方針は糖尿病のタイプ，年齢，病態等で異なるが，どのタイプであっても，糖尿病症状を取り除いて合併症の発症・増悪を防ぎ，個人の生活の質（quality of life：QOL）を保てるようにするという目標（日本糖尿病学会，2016）は変わらない。しかし，約半数の患者は目標とする血糖コントロールが達成できていないことが報告されており（糖尿病データマネジメント研究会，2018），積極的な支援が必要と考えられる。

| 糖尿病の心理学的アプローチの役割 |

糖尿病に対する心理学的アプローチでは，患者が疾患を心理的に引き受け，健康な生活習慣を身につけられるよう心理行動面に着目して関わっていく。カウンセリングでは，傾聴や共感，開かれた質問などの基本的なカウンセリング技術と，患者心理を見立てる心理学的視点に加えて，適切な医学知識（例：身体の内

★1型糖尿病の支援 ▩▩ *Column* ❷

　若年発症が多い1型糖尿病では，患児の年齢が幼い場合，療養を支える親への積極的なサポートを行ったり，同じ病気をもつ子ども同士の交流ができるサマーキャンプへの参加を促したりする。思春期・青年期発症の1型糖尿病では，病をかかえていることと，親からの自立やアイデンティティの確立などの発達課題とが複雑に絡み合って，過食や治療拒否などの行動が生じることがあるため，本人の心理発達のあり方に合わせた心理支援が必要になる。多くの1型糖尿病の患者は，大人だけでなく同世代との関わりを通して病を自分の人生の一部として引き受けていくが，患者の一部には病を引き受けることが難しい患者もおり，積極的な支援が求められる。

分泌・代謝メカニズム，各種検査と検査値の解釈の仕方，栄養と食事療法，身体活動とエネルギー代謝，糖尿病の薬剤と作用機序，急性・慢性合併症などについて）が必要である。それらの知識や技術を総動員して，身体面だけにとらわれず，心理社会面（自己効力感やソーシャルサポートなどの健康行動に関連する要因）も含めて患者を全人的にアセスメントし，患者がQOL向上のために健康行動を維持促進できるよう関わることが求められる。

糖尿病の健康・医療心理学的支援の実際

糖尿病の心理的アプローチは現段階で定型があるわけではなく，医療機関ごとに行われている介入はさまざまである。下記ではモデル事例をもとに，医療機関に勤める心理職が糖尿病チーム医療の中で行う心理学的アプローチの一例を紹介する。

◆ 心理アセスメント

　心理支援への導入ルートは複数ある。生理学的検査（体重，BMI，血圧，尿糖，HbA1c*など）の結果から紹介されたり，医師の診察や看護師による療養指導中の様子（行動観察）から紹介さ

★ 糖尿病チーム医療の心理職に求められるもの　　　　　　　　*Column* ❸
　糖尿病領域の心理職には，その患者が歩んできた人生に敬意を払いながら，当人の主体性を重んじて関わる姿勢が不可欠である。それに加えて，患者の知能，認知機能のレベル，精神症状（うつ，不安など）をアセスメントすること，他職種と連携してチームアプローチを協働的に遂行すること，チーム介入で出てくる各種のニーズ（例：他職種からの患者心理に関する相談など）に柔軟に対応していくことが求められる。それを実際に行っていくには，感情に関する知識（防衛機制を含む深層心理の理解），ストレスマネジメントの知識と心理教育スキル，簡便に実施できる尺度の知識，動機づけ面接・応用行動分析・認知行動療法などの面接法，集団療法の技能，描画やイメージを用いたアプローチ法，家族システムへの介入技法などの知識や技能が役に立つ。

＊　HbA1c（ヘモグロビン・エー・ワン・シー）は血糖コントロールの状態を判断するのに用いられる代表的な指標で，合併症予防のための目標値は7.0%以下とされている（日本糖尿病学会，2013）。

れたりする。また，質問票を用いて心理支援が必要な患者をスクリーニングする場合もある。心理アセスメントの項目としては，成育歴や生活歴，現在の生活状態，糖尿病の家族歴とそれに対する認識（恐れ，諦め，運命論，楽観視などさまざまなとらえ方がある），健康行動の遂行レベル，感情的負担度（糖尿病に特異的な心理的負担感を測定する Problem Areas In Diabetes Survey〔PAID〕などの質問票が利用可能），受診の継続可能性，病気の知識・理解度，疾患への態度や認知（例：疾患に関する信念，疾患の引き受けの程度，変化に対する重要度と自信，将来の健康状態の見通し），精神状態（例：抑うつ症状，不安症状，トラウマ症状），周囲の環境とサポート状況（例：生活環境，家族・友人・職場の支援者）などを，他職種と連携してチェックしていく。

　モデル事例）　50代男性 A 氏。3年前，会社の検診で血糖値が高いと指摘され，1年前に受診勧奨を受けて医療機関を一度受診し，その後に通院を中断。再度，検診で血糖値が高値であり受診を強く勧められ，頻尿，口渇，だるさなどの自覚症状も出現したため，近隣の入院施設のある糖尿病医療機関を受診した。生理学的検査の結果，BMI 28.3 kg/m², 空腹時血糖値が212 mg/dL, 食後2時間血糖値437mg/dL, HbA1c 10.5% であり緊急入院となった。主治医，看護師による入院目的や治療方針の説明の後，「インスリン注射の導入を勧めたが強い拒否感があった」との理由で心理職が関わることになった。カルテ情報より，祖父が糖尿病性腎症により人工透析治療の末に亡くなっており，父も糖尿病でインスリン注射による糖尿病治療を行っていることがわかった。

◆ チームアプローチと糖尿病教室

　糖尿病の療養支援は医療チームで行われる。医師による診察・

処方や疾病教育，看護師による療養指導，栄養士による栄養指導のほか，チームアプローチとして多職種による集団の**糖尿病教室**が開かれていることが多い。個人への介入もさることながら，集団療法は患者同士の学び合いの場，情動面での相互支援の場となり，効果も大きい。心理職は個別面接のほか，糖尿病教室でのストレス講話，集団療法でのファシリテーターなどの役割を担うことができる。

モデル事例） A氏は入院患者向けの糖尿病教室に参加した。ストレスに関する教室では意見を求められても発言することは少なかったが，教室には休まず参加し続けた。心理職がファシリテーターとなったグループディスカッションで，「糖尿病に対する思い」をテーマにした際，別の参加者が糖尿病を引き受けがたい思いを口にすると，A氏も釣られたように語りはじめた。A氏は糖尿病は「烙印を押されたようなもの」「インスリン注射なんてはじめたら仕事ができなくなる」と語った。そこで，チームで話し合い，A氏に個別の心理面接を提案してみることにした。

◆ 心 理 面 接

　個別の心理面接の目的には，①心理面のアセスメント，②行動変容に関する自己決定の支援，③感情的負担の軽減や病の引き受けなどの情緒的支援，④行動変容の目標を明確にし実行計画を立てること，⑤社会生活上の課題に対処しストレス対策を話し合うこと，などがある。特に，糖尿病の診断や合併症の発症・進行によるショックから情緒的な混乱がみられたり，治療法の変更により急激な生活の変容を余儀なくされたり，社会的支援が乏しく福祉サポートが必要だったり，精神疾患などの併存疾患を有していたり，病態の深刻度に比べて糖尿病の治療動機が高くないと思わ

れたりする場合など，通常の療養指導で対応が難しいときに心理面接の必要性が高まる。

　モデル事例）　A氏は心理職者との個別面接で現在の思いを語った。「家族を守らないといけないのに，糖尿病だなんて……」「祖父や父のようにインスリン治療になったら後戻りできない，人生の終わりだよ」と，家族を支える大黒柱としての責任感とインスリン治療への恐怖感を話した。また，仕事の関係で昼食は外食中心であること，残業が多く週の半分は10時を過ぎて夕食を食べていること，それについて「身体には悪いとわかっているが仕事をしているから仕方ない」と自分に言い聞かせてきたことを語った。一方で，「同じ病室の人が，治らない病気だから付き合っていくしかないと話していて，腹を決めるか……って思った」と心情を語った。

◆ ケースカンファレンスとコンサルテーション

　チーム医療では，ケースカンファレンス等を通して，心理職が他職種へコンサルテーションを行うことも重要な役割となる。医師や看護師，栄養士などの他職種と情報共有しつつ，チームでの関わりを話し合い，患者が何に困っているかを意識して，誰がどういった関わりを行っていくか協議する。

　モデル事例）　ケースカンファレンスで，心理職者は見立てとして，A氏が祖父の死や父の糖尿病治療を通して糖尿病の重大さを感じているために恐怖を感じており，それがインスリン注射の拒否として表現されていること，また「インスリン注射をしたら生活が立ち行かなくなるのではないか」という不安があり，その点に関してより詳しく話を聞いていく必要があることを伝えた。また，A氏は家族を支えるために健康に生活することを望んでお

り，徐々にではあるが他の患者と交流しながら病気との付き合い方を考えはじめていることも情報共有した。その結果，チームでは，まず本人の心配を注意深く傾聴し，インスリン治療に関しての話題提供に同意したら，正確な知識が得られるよう情報提供を行い，段階的に本人の意思を確認しながら支援していくことを確認した。

◆家族支援

糖尿病治療では，患者だけでなく，家族を支援する視点も重要である。食事や運動などの糖尿病の治療は家庭生活と密着しているため，家族の協力が不可欠である。また，家族の中には患者本人よりもショックを受けて危機感を抱く者や，患者以上に努力して疲弊してしまう者もいる。そのため患者本人への支援と並行して，家族へのサポート（家族支援）も積極的に行っていく必要がある。たとえば，外来診療や糖尿病教室に家族に同席してもらったり，家族に対して心理支援（家族への個別面談，家族同席の面談など）を行ったりすることがある。

モデル事例）　入院中，A氏の妻が見舞いに来ていたため面接の場を設定すると，糖尿病についてインターネットで詳しく情報収集したこと，夫は合併症はまだ出ていないようなので安心しているが，退院後，家での食事をどうすればいいのかわからず困っていることを語った。心理職者は医師，栄養士に相談し，妻が栄養士から食事指導を受けられるように手続きをした。

◆フォローアップ

慢性疾患である糖尿病では，薬物療法を実施しなくても合併症の発症や進行の予防として継続的な受診が必要である。糖尿病は発症すれば永続的に療養を求められる疾患であるが，一方で明確

な自覚症状がない場合も多く，どうしても受診意欲の低下や治療中断などに至る事例が多く存在する。そのようなとき，医療とのつながりを再開・維持させるのは，病をかかえた人生を歩む患者に関心をもち，その人の日々の暮らしを見つめ，語りに耳を傾け，生き方を尊重しながら，その人生を応援しようとする，医療者の継続的な関わりであると思われる。

モデル事例）　A氏はその後，チームスタッフによる支持的な関わりもあり，入院時に一時的にインスリン注射を導入し，血糖コントロールが改善した。さらに，妻と同席で栄養士から食事指導を受け，「できるかどうかわからないけど，家族のためにと思って頑張ってやらないとな」と語った。心理職者はその発言を傾聴し，本人の決断をサポートしたいことを伝え，入院での関わりを終了した。退院時には本人の希望もふまえて薬物療法は飲み薬にすることとし，退院後も家族の協力を得ながら治療に取り組めるよう対策を検討した。

退院後は外来での月1回の診療を継続しており（HbA1c 6.8%），外来受診時には，主治医の診察のほか，看護師，栄養士，心理職者などとの面談を数カ月に1回ずつ定期的に受け，合併症予防に取り組みながら仕事を継続している。

3　がん治療における健康・医療心理学的介入

がん医療における近年の動向

近年の医学のめざましい発展により，今やがんに罹患することと死亡することは同義ではなくなり，慢性疾患として考え

られるようになってきている。しかし，がんは1981年以降日本人の死因の第1位であり，現在でも3人に1人はがんで死亡，また生涯において2人に1人はがんに罹患するといわれている。したがって，がんと死が直結しなくなったといっても，がんが私たちの心身両面に対する大きな脅威であることに変わりはない。また，がんは身体の病気ではあるが，それによって生じる心理的問題や社会経済的問題にも対処しなければならない。したがって，サイコオンコロジーの観点をふまえ，患者・家族の心身両面に対して総合的なケアが必要とされる。

◆ がん対策基本法とがん対策推進基本計画

　このような背景のもと，国全体としてがん対策のいっそうの充実を図るため，2006年6月にがん対策基本法が成立（2007年4月施行）した。また，同法が施行された年の6月には，がん対策の総合的かつ計画的な推進を図るため，第1期「がん対策推進基本計画」が策定された。その後の第3期基本計画（2017～2022年度）では，「がん患者を含めた国民が，がんを知り，がんの克服を目指す」ことを目標とし，「がん予防」「がん医療の充実」および「がんとの共生」を3つの柱としている。全体目標には，「科学的根拠に基づくがん予防・がん検診の充実」「患者本位のがん医療の実現」「尊厳を持って安心して暮らせる社会の構築」があげられている（厚生労働省，2018c）。

★ サイコオンコロジー ＿＿＿＿＿＿＿＿＿＿＿＿＿＿＿＿＿＿＿＿＿＿＿＿＿＿＿＿＿＿＿＿＿＿＿ *Column* ❹
　サイコオンコロジー（psycho-oncology）は，精神医学・心理学（psychology）と腫瘍学（oncology）を組み合わせた造語。罹患の初期からターミナル期まですべての病期のがん患者や家族，ケアをする人を対象とし，不安や抑うつなどの情緒的な反応（心理社会的側面）と，発症率や死亡率に影響を与える心理的・行動的・社会的因子（心理生物学的側面）という，2つの心理的な側面を研究する（Holland & Rowland, 1989）。

◆ がん医療の新たな動向

　第3期がん対策推進基本計画の中に，現在も治療法の中心である手術療法，放射線療法，薬物療法に加え，免疫療法やゲノム医療に関する記述がある。特にゲノム医療は，20世紀型のレディメイド医療に対し，個々人にとって有効な医薬品の選択や副作用のない投薬の実現，さらに積極的な病気の予防にもつながる「ひとりひとりの体質に合った医療」として，21世紀型のオーダーメイド医療を可能にするものとされている。

　また近年は，なぜがんが発症するのか，あるいは，がん細胞と正常細胞の違いは何かなどに関して，基礎研究が急速に発達した。これらの成果をもとに臨床試験が盛んに行われるようになり，新たな治療法を開発するものとして期待されている（長村，2014）。

◆ 臨床経過と患者の心理

> がん患者への心理的支援

　がん患者が遭遇する問題として，①身体的問題（がんの病状や治療の副作用などによる，疼痛，脱毛，嘔吐，呼吸困難等の身体的障害や外見上の変化など），②精神的問題（適応障害，うつ病など），③社会経済的問題，④実存的問題（スピリチュアルペインとも呼ばれる。人生の意味や目的が喪失することへの苦悩，孤独感，希望のなさ，死への不安，自己肯定感の喪失など），⑤QOLの低下などがあげられる（矢野，2018）。

★ ゲノム医療　　　　　　　　　　　　　　　　　　　　　　Column ❺
　個人の「ゲノム情報」をはじめとした各検査情報をもとにして，その人の体質や病状に適した「医療」を行うこと。

★ 臨床試験　　　　　　　　　　　　　　　　　　　　　　　Column ❻
　人を対象として，疾病の予防方法，診断方法および治療方法の改善，疾病原因および病態の理解，ならびに患者のQOLの向上を目的として実施される医学系研究を「臨床研究」といい，このうち医薬品の投与あるいは医療機器を用いる等の被験者に対する介入行為を伴う研究を「臨床試験」という（長村，2014）。

このようながんの罹患や経過に伴う患者・家族の情緒的苦痛を軽減し，患者が自らの病気を受け止めていく過程に寄り添い，支援することが，カウンセリングの目的である。したがって，それぞれの過程における患者の心理的変化を理解することは，がん患者に対する支援を考えるうえできわめて重要である。以下，小池（2014），大木（2019）を参考に，一連の流れを概説する。

①　受診まで：がんの症状を自覚したり，健康診断でがんの疑いを指摘されても，最初は「そんなはずはない」と否認することが多い。実際に受診し，検査を受けることになると，患者は最悪の場合が頭をよぎり，結果が出るまで落ち着かない日々を過ごす。

②　診断：がんと告げられた直後は，患者は皆，大きな衝撃を受ける。がんの診断を受け入れられず，否認したり，死を覚悟して絶望感を抱くこともある。これは通常の反応であり，この状態は2,3日続く。その後，不安，恐怖，無力感，抑うつなどが生じるが，1週間から2週間程度で軽減し，新たな状況への適応の努力がはじまる。適応しはじめると，現実の状況を直視し，治療に向けてすべきことを考えられるようになる。しかし，中には軽減せず，適応障害や大うつ病を発症する場合もある。

　　また，以前は積極的治療の終了したターミナル期の患者が緩和ケアの対象と考えられていたが，WHO（2002）の定義のように，現在ではがんと診断された早期から導入されている。したがって，この時期から緩和ケアの対象となるといえる。

③　初期治療：手術，化学療法，放射線治療などの治療による

身体的苦痛が生じる。さらに，これらによる機能障害や外見の変化などは，自信を喪失したり自尊心を低下させたりするなど，精神的苦痛も生じさせる。初期治療が終了しても，再発や転移の不安は常に残っている。

④　再発：再発の衝撃は，最初にがんの診断を受けたときより，はるかに大きい。治癒の期待が打ち砕かれ，自分の辛抱や努力が無になったという大きな失望感を抱き，生命の危機をいっそう強く感じる。

⑤　進行期～終末期：病気が進行すると，さまざまな症状が出現し，日常生活に支障をきたすようになる。自力でできないことが増えるにつれ，家族や周囲の人へ気がねや負い目を抱く。死を改めて意識し，精神的に消耗していく。E. キュブラー・ロス（Kübler-Ross, 1969）の「死の受容への5段階」は，「否認」「怒り」「取引」「抑うつ」「受容」からなる。病気の進行に伴い，「抑うつ」の2つの型のうち，差し迫った喪失，すなわち人生との決別を思うところから生じる「準備抑うつ」が増加してくる。

　　終末期にはいっそう身体症状の苦痛が増し，不安障害や大うつ病を発症することもある。この時期は特にスピリチュアルな苦痛に対するサポートが重要となる。一方で，自らの死を受け止め，人生の意義を実感して亡くなる人もいる。

がん患者に対する健康・医療心理学的支援の方法と実際

がん患者やその家族に対する心理的アプローチは，糖尿病と同様に定型があるわけではない。ここではモデル事例をもとに，チーム医療の一員としての心理職による心理学的アプローチを例示する。

◆ 心理アセスメント

　心理職によるアセスメントの内容としては，病気に対する認識（病気の知識・理解度，受容度など），情緒状態（不安，抑うつ，混乱，怒りなど），パーソナリティ（認知スタイル，コーピングとストレス耐性，価値観など），自律性（情報要求度・自己決定度など），サポート状況（家族関係，生活環境，職場環境など），医療者との関係性などがあげられる。さらにこれらに基づいて，今後生じる可能性のある精神的危険も予測する。

　モデル事例）　40代女性 B 氏。1 年前に膵臓がんと診断され手術を受けた。しかし翌年，肝臓にも転移していることがわかり，切除不能と判断された。そこで，まだ実施していない種類の化学療法を受けることとなった。主治医・看護師より，「普段は冷静であるが，時折 1 人で泣いているようである。しかし，医師や看護師が声をかけても，大丈夫といって何も語らない」との理由で，心理職にカウンセリング依頼があった。カルテには，B 氏は夫と小学校低学年の長女との 3 人家族との記載があった。

◆ 心 理 面 接

　心理面接では，まず，患者・家族のつらい思いを傾聴し，受容・共感する支持的精神療法によって，情緒状態の安定・改善をめざす。また，不安やいらだちの軽減のためのセルフコントロール法として，リラクセーションや自律訓練法を指導する。これにより，身体をリラックスさせる技術を習得し，気持ちが落ち着いている感覚を促す。さらに，認知行動療法などを学習することにより，自らのものの見方や考え方の歪みに気づき，その変容に努めることによって，不安や怒りの感情を軽減できるように試みる。

　モデル事例）　B 氏は心理職者との面接において，「子どもはま

だ小さいのに，自分が入院ばかりしてかわいそう」「夫に迷惑を
かけてばかりで申し訳ない」と泣きながら話した。また，「夫は
自分の話を聞こうとせず，病院に来たがらない」「私がつらいと
か具合が悪いとかいうと，夫も親もみんなが落ち込んでしまうか
ら，何もいえなかった」と，自らの気持ちや状況を口にできない
苦しさも語った。医療者に対して流涙の理由などを語らないこと
については，「医師や看護師は忙しそうで，自分が余計な話をし
て時間をとってしまっては申し訳ない」とのことであった。さら
に，食欲がなく体重が減少していることについての不安も述べて
いた。

◆ ケースカンファレンスとコンサルテーション

　前節と同様の観点から他職種と情報共有を図り，患者をチーム
として支えるために各職種の関わりの内容や留意点を検討する。

　モデル事例）　ケースカンファレンスで，心理職者はB氏につ
いて，幼い子どもがいる母親としての切ない心情を理解したうえ
で，母親や妻としての役割を果たせない自分に対する評価の低下
と，夫や親など家族からの情緒的サポートの少なさを留意点とし
て指摘した。また，もともと冷静で他者に対して自らの感情を口
にすることが少ないパーソナリティであるとは想定されるが，夫
への申し訳なさや，医療者への遠慮から，自分のつらさを1人で
かかえている状況であることを伝えた。その結果，まず看護師が
ゆとりのある時間帯にB氏のもとを訪れ，B氏が自らの感情を
口に出せるような雰囲気づくりをするよう試みることとした。ま
た夫のサポートが得られないことが気がかりであるため，医師の
説明で来院した際に合わせて，心理職者による夫への面談を設定
することとなった。さらに化学療法による食欲不振については，

医師・看護師・管理栄養士で検討し，可能な範囲において，口当たりがよく高カロリーが摂取できるメニュー内容に変更した。

◆ 家族支援

多くの場合，患者の家族は患者を精神的・物理的にサポートし，キーパーソンとなる重要な存在である。しかし同時に，患者の罹患によって，患者と同様，あるいはそれ以上に，大きな心理的な衝撃を受けている存在でもある。また生活環境や家族関係の変化，看病や病気に伴う現実的問題などを担い，精神的にも肉体的にも大きく疲労している。本来であれば「第二の患者」（佐伯，2004）としてサポートを受けるべき存在であるにもかかわらず，家族は患者を支える立場として期待されることが多く，自分のつらさや苦しさを表出しにくいのが現状である。したがって，患者の病状による精神的な揺れ動きや，特に終末期における予期的悲嘆など，家族のその時々のつらさに寄り添い，治療過程における種々の問題を軽減できるようサポートすることによって，家族の苦痛の緩和も図る必要がある（大木，2019）。

モデル事例）　心理職者が夫の話を聞くと，「妻ががんにかかり，しかもかなり厳しい状況であるという現実を受け止められなかった」「双方の両親も不安な思いを抱き続けており，職場の上司・同僚や友人にも，妻が病気であること以上の詳しいことはいえない」と，夫も1人でつらい思いをかかえていたとのことであった。心理職者は夫に対して「第二の患者」という言葉を用いて，医療者はみな，そのつらい気持ちを十分に理解していることを伝えた。そして1人で悩むことなく，医療者と一緒にチームとして，B氏を支えていくことを提案した。B氏の状況が厳しいことに変わりはないが，夫は自分の状況が理解されたことについて，「1人で

悩まなくていいというのは, 肩の荷が下りた感じ」と安堵の表情を浮かべていた。

◆ 終末期の関わり

終末期の患者は, さまざまな身体症状による苦痛と, 多くの喪失体験を重ね, 孤独感を増していく。終末期には「患者を孤立させないこと」「患者の個別性を尊重すること」の重要性が繰り返し指摘されている。また, 患者や家族の意思決定をよりいっそう支援することも大切である。心理職者は常に患者の心に寄り添い, 患者の求めていることを察知し, 他職種とともにチームとして的確に対応することが求められる。

モデル事例） B 氏の病状は徐々に悪化し, 残された時間が少ないことは明らかであった。そこで夫と医療者が一緒に相談し, 以前からの B 氏の希望のように, できるだけ自宅で過ごすことができるよう, 在宅医療の体制を整えることとした。B 氏は 1 カ月間自宅で家族とともに過ごし, 穏やかに永眠された。B 氏の死後, 夫は「最後に家族で過ごすことができたことは, 本人にとっても家族にとってもよかった」と医療者に語った。

 やってみよう／ためしてみよう

1) 糖尿病とがん以外の生活習慣病に対する健康・医療心理学的支援として, どのようなものがあるか調べてみよう（例：肥満症など）。

2) 第 2 節のモデル事例に登場した A 氏について, 入院時から退院までの心理状態の変化を心理学的な観点で分析し, レポートにまとめてみよう。

3) がん患者に対するサポートのポイントと留意点をまとめてみよう。

学習文献案内

鈴木伸一（2016）『からだの病気のこころのケア——チーム医療に活かす心理職の専門性』北大路書房

松本千明（2002）『医療・保健スタッフのための健康行動理論の基礎——生活習慣病を中心に』医歯薬出版

石井均（2011）『糖尿病医療学入門——こころと行動のガイドブック』医学書院

石井均編（2019）『実践！　病を引き受けられない糖尿病患者さんのケア』医学書院

大木桃代編（2014）『がん患者のこころに寄り添うために——サイコオンコロジーの基礎と実践　サイコロジスト編』真興交易医書出版部

Watson, M. & Kissane, D. 編／内富庸介・大西秀樹・藤澤大介監訳（2013）『がん患者心理療法ハンドブック』医学書院

第13章

医療における
コミュニケーションと課題

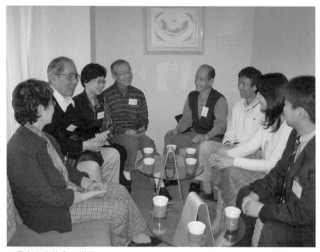

▲患者の家族会の様子。

この章で学ぶこと ●●●●●●●●●●●●●●●

　医師の言葉，表情・視線・しぐさなど1つひとつが，患者にとって自分の病態（深刻さや治療可能性など）を知る手がかりになったり，不安を癒やすものになったりする。もし主治医から「○○さんなら大丈夫，一緒に頑張ろう」といわれたら，どれだけ心強いものであろうか。反対に，医師の言動次第で，患者や家族は絶望感に陥ってしまうことさえある。医師の言葉や態度は患者や家族にとってそれだけ大きな影響力をもつ。この章では，こうした医療場面におけるコミュニケーションに着目し，患者側および医療者側双方にとって，より望ましいコミュニケーションについて，がん患者と家族への情緒的サポートを取り上げて考える。

1　医療コミュニケーションの特徴

コミュニケーションと
は

コミュニケーションの語源について調べると，ラテン語の communis も communicare も，ともに「共通あるいは共有すること」を意味する。ここでは，コミュニケーションを"人と人が，言葉（VB：verbal behavior），および言葉でない表情やしぐさ（NVB：nonverbal behavior）などを介して，メッセージを伝達し，その意味を理解しあい，共有しあう相互作用の過程"とすると，そこには相互に共通した情報を有すること，また共有しあおうとする姿勢や態度が必要なことがわかる。

　たとえば，言葉の通じない異文化圏同士の人たちであっても，表情やしぐさなどを駆使することで理解しあえることがある。また，重篤な病態の人との間でも，懸命にそこに発せられるシグナルを読み取ろうとするとき，通じ合える（と思われる）瞬間がある。その一方で，長年連れ添った夫婦でも，実はコミュニケーション不足のために認識のずれが広がっているということもある。

　このように，コミュニケーションは，継時的に変化する現象であり，常に確認作業を怠ると認識のずれを発生させてしまいやすい。その認識のずれは誤解を生み，相互の関係性にも大きく影響してしまうことがある。その一方で，VB がなくても NVB だけ（たとえば視線やタッチングなど）で癒やされたり，温かい気持ちになったりすることもある。医療者は，患者や患者・家族の発する VB のみならず NVB からも多くの情報を得て，仮説を立て，確

認し，治療の見立てに役立てている。

　杉本（2005）は，コミュニケーションについて以下のような特徴をあげている。

① プロセス性：送り手，受け手，メッセージ，チャンネル，コンテクストなどの構成要素から成り立つ相互行為過程であり，ダイナミックな過程である。たとえば，一見情報共有に失敗しているようにみえる場合でも，そのこと自体が相互にさまざまなメッセージを与えているといった相互作用が存在している。

② 無意図性：送り手も意識していないのに，受け手にそのことが正確に伝達されてしまう場合もあれば，受け手が誤って解釈してしまう場合もある。前者は無意識に表現された行為にみられる場合（たとえば，イライラするとつい早口になってしまうなど）であり，後者では意識的に表現した行為が，別の意味に解釈をされてしまう場合（相手を元気づけるつもりでかけた「頑張れ」の言葉を威圧的な指導であるととらえられてしまうなど）である。

③ コンテクスト依存性：相手とのその事態における文脈や背景の共有の依存程度である。たとえば，普段なら元気づけられる「大丈夫だよ」「頑張って」という表現は，病気が重い人にとってはかえって負担を多くするため，声かけした人との間に心理的距離感が生まれてしまう。いつも適切な表現などはなく，相手のおかれたコンテクストによって意味が異なってくる。また，時には，いわなくてもわかり合えていると思えていたのに，コンテクストが共有されなかったために，誤解を招いてしまっていたということがあるかもしれない。

④ 不可逆性：「覆水盆に返らず」というように，失言してしまったことをなかったことにすることはできない。コミュニケーションは時系列に沿って刻々と変化し続けており，それをさかのぼることはできない。

　また，コミュニケーションのルールとして，①発信者と受信者の交替性（役割は固定化されない），②発信と受信の同時性（発信しながらも，同時に，相手からさまざまな情報を受信している），③発信者と受信者の共同責任性，などがあげられている。

　　　　　　　　　　　　　◆ 目的と効果

医療コミュニケーションの特徴

医療場面におけるコミュニケーションも，基本的には日常生活のコミュニケーションの特徴やルールに即したものである。しかし医療現場では，時に，〈コンテクストの特殊性〉のために，プライバシーが欠如していたり，診る側／診られる側といった役割が固定化しているために，交替性のルールを逸脱する行動がみられたりする（例：パソコンモニターをみて，病状を一方的に説明するだけ）。また，発信に全力を傾け，相手の表情から様子を感じ取れない医療者は，同時性のルールから逸脱している。

　本来，医療コミュニケーションの目的は，①良好な患者─医療者関係を樹立すること，②患者から情報収集すること，そして③患者への説明や教育をすることだといわれる（町田・保坂，2001）。

　しかしながら，大きな病院ほど患者1人あたりの診療時間が短くなりがちである。短時間でいかに正確な診断を下し，適切な治療方針を立てられるかが医療者の能力として問われる。それに対して，患者とじっくり向かい合い，患者の声に耳を傾け，病状などをわかりやすく説明するといったことの重要性は，これまであ

まり省みられてこなかった。コミュニケーション技能は，臨床的能力の本質ではない，先天的能力である，経験を積めば自然に身につく，などの認識が強かったからである（箕輪・佐藤，1999）。

長谷川（2007）は，大学病院外来患者からみた外来医療サービスが総合的満足度に及ぼす影響について調べている。その結果，患者満足度に最も強い影響力をもっていたのは，診療結果に関する「精神的苦痛の軽減」であり，次いで「医師の技術と能力の高さ」であった。また，「精神的苦痛の軽減」は「症状の軽快」「医師による励まし」「医師の説明の明瞭度」などと相関しており，患者満足度には，医師が症状を軽快してくれることもさることながら，患者1人ひとりのこころの苦痛に配慮したコミュニケーション（情緒的サポート）が強く関連していることがわかった。

このように医療場面においてコミュニケーションが良好な場合には，患者満足度の改善，診療への参加意欲の向上，患者の知識や理解の増加，アドヒアランス（医師の指示に従うこと：第11章 *Column* ❷も参照）の改善，疾患に対するアウトカムの改善（回復が早い，在院日数の減少など），望ましくない患者の行動（ドクターショッピング，医療過誤訴訟など）の減少，医師の診療満足度の改善など，患者・家族側のみならず医療者側にも心理的・経済的な効果が期待されることがわかってきた（松村，2007）。医療効果をあげるために，医療技術のみならず，コミュニケーションがいかに重要な役割を果たしているかがわかる。

◆ 診療スタイル

医師－患者関係は，病気の診断・治療という契約関係によって成立している非日常的な人間関係である。しかも，両者は社会勢力的にアンバランスな関係にあり，治療を受ける側（顧客）のほ

うが，常に劣勢に位置している。しかし昨今，インフォームドコンセント（次節参照）など患者の基本的人権を尊重する考えを重視した医療では，これまでの医師中心スタイルではなく患者中心（patient centeredness）のスタイルも求められるようになってきた。

　ところが，R. サーベイジと D. アームストロング（Savage & Armstrong, 1990）は，必ずしも患者中心スタイルが最適ではないことを示している。彼らは，専門的で指示的な診療スタイル（医師中心スタイル）と，患者中心の診療スタイルが，患者満足に及ぼす影響について比較検討した。仮説は，後者のスタイルのほうが，与えられたアドバイスに対する患者満足度が高まるであろうというものであった。分析対象は，参加協力の得られた 16 歳から 75 歳までの患者のデータである。患者は，ランダムに 2 つのスタイルのどちらかに配置され，各診療直後と 1 週間後にそれぞれ質問紙に回答した。その結果，すべての患者は診療直後の満足度（理解度，説明度，癒やし度）が高く，特に指示的スタイルの患者において顕著であった。またこの差異は 1 週間後においても同様に見出された。

　このように，仮説に反して，患者中心のスタイルが必ずしもすべての患者の満足度などに最適ではないことが示された。医師－患者間のコミュニケーションスタイルとそれに対する患者の満足度は，患者中心だから最適であるといった単純な関係にあるのではなく，両者の間には媒介変数（たとえば，年齢，性格，価値観，医師との関係性など）が介在するのではないかと考えられる。

　今後，医師中心でも患者中心でもなく，治療という共通目的に向かって協働しあう医療，すなわち「相互参加型医療」（mutual participation model；池崎，2003）を進めていくためには，医療者に

依存したコミュニケーションばかりでなく，患者・家族も受動的ではなく，能動的な参加が求められるのではないだろうか。つまり，医療者と患者・家族がともにアサーティブ（相互尊重）な関係で気持ちや考えを伝え合い，よりよいコミュニケーションをめざしていくことである。そのためには，双方に留意すべき点（とりわけ患者や家族側も医療に積極的に参加するなど）があるし，またそういった認識のうえに立ってコミュニケーションのスキルも学ぶことが必要であろう。

2 医療場面におけるよりよいコミュニケーションの留意点と取り組み

医療者におけるコミュニケーションの留意点

◆ 情報的サポート（情報伝達）と情緒的サポート（関係形成）

中川（2001）によれば，患者満足度，コンプライアンス，健康状態といった患者アウトカムを高める医師のコミュニケーションには，情報提供行動（提供量の多さ，自発的説明，予防ケアの説明など）と情緒的行動（よい関係を築き維持することを目的とした行動）があるとされる。つまり，前者の情報的サポートも，後者の情緒的サポートも，患者アウトカムを高めるのに効果的である。また，文化差として，日本人はどちらかというと「関係性」を重視する傾向がある。双方の信頼関係の形成にとって，コミュニケーション内容（病名告知，病状説明，治療方針説明や決定の際に，医療者からの疾患や病状理解に必要な十分な情報）もさることながら，医療者からの共感的なコミュニケーション（励

まし，相づちなどのパラ言語やNVBも含めた共感的な聴き方）が重要
である（西垣，2005）。

◆ 患者の個人差や多様性の配慮

　医療者との信頼関係を築くのに，患者が医師のどの側面を重視
しているかを知ることは有用である。西垣（2008）は，医師に対
する信頼要因として，「患者配慮的診断態度」（患者中心的な診療態
度と適切な医学的判断や技術），「親しみやすさ・疎通性」（医師の親
しみやすい雰囲気とコミュニケーションの容易性），「権威・外面的評
価」（医師の知名度，属性など）という，3因子を抽出している。患
者として重視する医師の信頼因子から患者タイプを「権威・親し
みやすさ重視群」「患者配慮重視群」「道具的関わり群」に分類し
ている。日本では，先述したように，情緒的つながりや個人的親
しさが信頼感の形成に重要な役割を果たしているという。

　また，患者・家族の医療情報の認知的側面の個人差に留意する
必要もある。患者・家族に，診察結果の説明や治療方針を伝達し
理解を求めても，必ずしもコンプライアンスが進まない背景には，
①ヘルスリテラシーの問題（石川，2011），そして②コンプライア
ンスの意図性（Pits & Phillips, 1998）があげられる。①の場合，ヘ
ルスリテラシーを測定し，個人差に準じた情報提供のあり方を検
討することが考えられる。②の場合，意図的に医師の指示とは異
なる行動をとっている人たちには，一般論的な情報提供ではなく，
より個人化した話し方（「あなたにとって何が大切か」），温かな親し
みやすい態度，励ましや冗談など緊張をほぐす態度で理解と納得
度を高める配慮が必要であろう。

◆ 医療者の健康信念

　一見客観的と思える医療者の病気の見立て（予防も発症も含め）

などに，医療者自身の健康信念が影響するとの指摘がある。J.オグデン（Ogden, 2007）は，このような医療者側の健康信念は，臨床的問題の性質に関する信念（病因を生物医学的要因に求めるか心理社会的要因か），その病気の深刻さや治療可能性，その患者の個人情報（病歴，心理的状態，心理社会的環境，患者の受診理由），医療者のステレオタイプ，医療者の気分（肯定的な気分での診断は否定的な場合よりも迅速でより正確），医療者のプロフィール（人口統計的指標，経験歴など）などによって，異なるとしている。同じ病気の見立てでも，知覚された罹患可能性（susceptibility），回復可能性，病気の重大さ（severity）などで個人差が表れやすいため，自覚してコミュニケーションを心がける必要がある。

◆ コミュニケーションスキル

　医療場面におけるコミュニケーションスキルについて，常住ほか（2013）は，関連する評価尺度を概観し，Kalamazoo Consensus Statement（KCS）を参考に各尺度の評価項目を分類した結果，83% が KCS の 7 領域（信頼関係の構築，導入，情報収集，患者の視点の理解，情報共有，合意形成，まとめ）に分類できたという。たとえば，〈信頼関係構築〉では「敬意を表す」「患者を認める」「患者に協力する意欲を示す」など敬意や共感を表すスキルが，また〈患者の視点の理解〉では「患者の背景情報を探る」「患者の考えや関心，期待を探る」「患者を認める」などが代表的なスキルであった。

| 患者・家族側のコミュニケーションの留意点 |

インフォームドコンセントの考えが普及して久しい。インフォームドコンセントとは，説明と同意と訳される。この用語が出てくる背景には，1960 年代の欧米における人権を尊重する

市民社会と文化がある（アメリカ病院協会「患者の権利章典」1973年）。患者の生命と利益を守り，安全な医療を実現するために，患者が自己決定権を主張し，双方が交流しあいながら，安全で有効な医療が確保されるべきであるという思想が根底にある。医療者側はもちろんのこと，医療を受ける側にも，双方の交流を図りアサーティブな関係をめざした適切なコミュニケーションが求められる。

　たとえば，がん患者コミュニケーションスキル（情報提供スキル，質問スキル，希望表明スキル，不安表現スキル，情報検証スキル）と，診察に対する満足度や主治医と話すことへのためらいとの関連を調べると，診察に対する患者の満足度が高い人ほど，患者による情報提供行動（患者が症状などについて話し，患者の意思決定に重要な役割を果たす行動）および情報検証行動（患者が医師から受け取った情報に対する理解を確かめる行動）が多かった。また，主治医と話すことに対するためらい（「医師との関係性が壊れてしまうだろう」「医師に話しても事態はよくならないだろう」など）の少ない人ほど，年齢，がんの種類，就労状況に関係なく，自分の希望を明確に主治医に伝える行動をとっていた（小川ほか，2015）。日本人の場合，短時間の診療時間に，日本人特有の遠慮から，アサーティブな関係になれないことが多い。それゆえ，今後は，患者・家族を対象に，診療に対する満足度を高めるための適切なコミュニケーションスキルの習得が必要なのではないだろうか。

表 13-1　がん緩和ケアチームにおいて期待される心理職の役割
・不安と抑うつの評価と精神療法の提供
・予期性悪心，嘔吐のマネジメント
・家族のケア
・患者，家族の複雑な心理の評価（心理的防衛機制の評価を含めて）
・患者，家族のケアを行う医療チームに生ずる力動の理解と患者，家族および 医療スタッフ間の葛藤の解消
・医療スタッフのケア（燃え尽き予防）
・精神症状に関する医療スタッフへの知識提供および教育
（出所）　明智，2017 より。

3　チーム医療や多職種連携に求められる コミュニケーション

　公認心理師が国家資格化され，教育，福祉，産業，司法等さまざまな分野で活躍が期待されている。医療領域では，精神科のみならず他の診療科等においても，心理職者がチーム医療の一員として，多職種連携をとりながら一定の役割を果たすことがこれまで以上に期待されるであろう。とりわけ，がん医療の領域は心理職の参入が最も期待されているとの指摘もあり，がん緩和ケアチームにおいては表 13-1 のような役割があげられている（明智，2017）。

院内におけるコンサルテーションと心理職の役割

　コンサルテーションは，問題をかかえた要支援者と関係の深い人物に，カウンセラーの立場から提案・助言などを行うことである。たとえば，がんの患者へのコンサルテーションの場合，基本構成員は，精神科医，心療内科医，

リエゾンナース，心理職，医療ソーシャルワーカー（MSW）などになる。その活動内容としては，①精神症状の緩和（適応障害，うつ病，せん妄などの精神症状の早期発見，早期治療をめざす），②心理的プロセスの評価とその援助（患者・家族の心理的プロセスを評価し，現場スタッフに還元する），③カンファレンス（カンファレンスを通して，患者・家族の問題や目標を見直し，チーム内の役割を再確認することで，ケアの最適化を図る），④スタッフへの教育とケア（研修会，カンファレンス，スタッフのケアを図る），⑤病診連携（治療から終末期へ移行する際に，意思決定に大きく影響する精神症状の緩和に関する相談などを受ける）などがあげられる（小川・内富，2009）。

　こういったがん医療において心理職に求められる役割としては，「問題解決的カウンセリング」「患者家族への心理的援助」「スタッフへのコンサルテーション」の3つに対する介入の頻度が高いと報告されている（吉津ほか，2012）。心理職は，他職種とともに，また必要に応じて院内の他の部署や他チームとともに連携しながら，さまざまな身体疾患をかかえた患者本人や家族，そして医療スタッフを介入対象として，カウンセリングやコンサルテーションを行う。患者や家族は，担当医や看護師に自分のかかえている問題を理解されたいという気持ちが強いが，なかなかそのことが伝わらないこともある。心理職は，患者や家族と医療スタッフとの間に入ってコンサルテーションすることで，医療スタッフが患者や家族をよりよく理解できるようにサポートすることが求められる（吉津ほか，2014）。

　精神科リエゾンチームの心理職に求められることについては，チームの「内」と「外」の2側面から，検討がなされている（富岡ほか，2013）。チーム「内」では，心理職は特にリエゾンナース

と役割類似性が高く，協働に困難を伴うことも多い。心理職としての専門性を発揮しつつも，それに固執しすぎず，患者や患者家族の代弁者としての役割や「連携促進・調整役」，治療方針の伝達者としての役割などが求められる。一方，チーム「外」では，一般病棟で生じる種々の問題解決に向けて役立つ助言ができるか否かが，チームとして問われる。また，「患者のかかえている問題」が患者本人の問題とは限らないと認識し，何が問題かを俯瞰する力（見立てる力）とコミュニケーション能力（情報交換と問題解決）が求められるという。

このように，院内に限らず広く医療領域における心理職の役割は，基本的に「患者・家族への対応」（心理支援が必要な患者の同定，患者のケア，心理療法に対する抵抗感に配慮した導入，段取り）であり，また「チーム内での連携」（精神科との連携，多職種との連携，心理職としての専門性），「医療者へのサポート」（医療者のこころのケア，コンサルテーション，心理教育），そして「研究」などがあげられる（岩満ほか，2009）。「情報」や「事例」を1人でかかえ込まず，守秘義務に留意し，心理職としての専門性を活かしながら，多職種間における調整役としての役割が期待されている。

緩和ケアにおいて望まれるコミュニケーション

患者は「情報に閉鎖的な人」というより，むしろ「情報を求めている人」である。たとえがん告知など悪い知らせ（bad news）を受けることになっても，できるだけ多くの情報を求めている。末永ほか（2005）による，地域住民を対象にした意識調査では，「自分ががんだったら，自分に告知してほしいか」の質問に対して，85％が肯定の回答を寄せていた。多くの患者・家族が望んでいたことは，医療者から「今後

の治療方針も伝える」「患者の質問に回答する」「わかりやすく伝える」などであり，また「主治医として責任をもって治療にあたることを伝える」など情緒的なサポートの提供も求められていた。一方で，「余命について伝える」「他の医療者を同席させる」などを望むかどうかは個人差が大きいという研究もある（Fujimori et al., 2007）。

　悪い知らせを伝えることに関してアメリカ臨床腫瘍学会から発

行されている公式カリキュラムに，SPIKES（場の設定，患者の病状認識，患者から招待，情報の共有，感情への対応，今後の方針および説明のまとめ）がある。これを参考に日本でも，SHARE（supportive environment：支持的な環境設定，how to deliver the bad news：「悪い知らせ」の伝え方，additional information：話し合いたい情報〔付加的情報〕，reassurance and emotional support：安心感と情緒的サポート）が開発された（表13-2）。SHARE は，患者が医師に対して望むコミュニケーションスキルをまとめたものである（内富・藤森，2007）。現在，医師を対象に研修が開催されており，今後の展開が期待される。

4 地域包括ケアとコミュニケーション
● 病院完結型から地域完結型の医療へ

病院と地域の連携

超高齢社会を迎え，これまでの病院完結型の医療から地域完結型の医療へ移行するために，地域包括ケアシステムというネットワークの構築から在宅介護までの一連の流れにおいて，退院患者の受け入れ体制整備が急務になってきた。がん領域における地域連携を例にとると，多くの人ができる限り在宅で過ごしたいという希望をもっているという。外来と在宅での治療を繰り返しながら終末期を過ごすためには，訪問診療医，病院医師，訪問看護師，ケアマネジャー，訪問介護員などの連携が必要となる。

　地域全体で，QOL と QOD（quality of death：死に直面した人間の尊厳ある死）を高める医療をめざすことが望まれる。本節では，がん医療において病院および地域で展開される，こころのケアを

取り上げ，心理職が可能な活動について考える。

◆ 退院後の患者や家族のこころのケア

地域包括ケアに向けた専門職間のコミュニケーション

がん患者は，告知を受けた瞬間から，孤立感に襲われる。それは，先のみえない"疾患"の世界への恐怖や不安であり，絶望である。また，病者の自分とそうでない相手との間の心理的溝でもある。本人は，周囲に遠慮し，将来への不安を抑制し，この問題にはふれないように回避する。時に表面的に楽観を装う。こうしたときに周囲が「～さんなら大丈夫だよ，頑張って」と安易に励ましたりすると，患者に「もっと強くあれ」「もっと頑張れ」といったメッセージを無意識に伝えてしまうことになりやすい（Spiegel & Classen, 2000）。その結果，双方の間の溝はさらに深まってしまうことになる。

苦悶しているのは患者だけではない。患者の家族も同様な恐怖，不安を体験している。家族たちも社会的支援を必要とするほど情緒的ストレスを強く受けているのである（Bolger et al., 1996）。がん患者の家族は，"第二の患者"と称されるように，患者と同等，時にはそれ以上に，大きなストレスを受けていることがある（遠藤，2014）。そのストレスとは，たとえば，〈自責の念〉（自分の食事のせいでがんになったのではないか，またそのように親戚から指摘・批判される），〈弱さの隠蔽〉（苦しいのは患者であって，この私ではないのだ），〈死の恐怖〉（すぐに死んでしまうのではないか，認めたくないがホスピスケアについて知っておく必要があるかもしれない），〈適切なサポートの欠如〉（周囲が過剰に反応しすぎて疲れてしまう，まったく自分のことについて気にもかけてくれない），〈自己犠牲〉（自分の趣味・仕事は二の次であり，まずは患者が第一である）などといったこ

とである。長期間の闘病生活を支えるためには，患者のみならず，家族に対しても，第三者（専門家や同病者家族）による社会的支援体制が必要になってくる。

　患者によっては告知後，精神腫瘍科や心療内科の受診が必要になる場合がある。初発か再発か，あるいは終末期かなどでも，適応障害（抑うつや不安），うつ病，せん妄（軽度ないし中程度の意識混濁，錯覚や幻覚・妄想などの認知・知覚障害を伴う特殊な意識障害）等の治療を必要とする割合は異なってくるであろう。たとえば，国立がん研究センター東病院における緩和医療チームのデータによれば，18％ が適応障害，8％ が大うつ病，28％ がせん妄と診断されている（Ogawa et al., 2010）。なお，このデータは，一般に通院患者には主に適応障害が多く，入院患者には主にせん妄が多いといった診断が反映されたものであろう。

　専門医による精神的治療を必要としない人たちでも，退院後の社会適応（職場復帰，近隣の人間関係，また家族内の役割変化などへの再適応）への不安は強い。がんは疾患部位を摘出しても再発転移の不安が払拭できず，本人のみならず家族も長期の闘病生活を覚悟しなければならないからである。病院内あるいは地域において，このような患者・家族を対象に，退院後の苦痛および介護負担の軽減を目的とした，患者主体の自助活動（患者サロンや患者会などのピアサポート）や，専門家（医師，看護師，臨床心理士，公認心理師，医療ソーシャルワーカーなど）主導の支援活動が行われている。たとえば前者の活動内容は，病院内あるいは地域の公共施設を利用して，現（元）患者たちが院内外での話し合いや講演会などを企画運営し，同じような立場の者（ピア）同士で気軽に助言を受けたり相談できる場を提供するなどである。一方，後者では，主に

病院内でのサポートグループ，間接的（電話など）な方法を用いたカウンセリング，情報提供（フォーラムやセミナー）などが実施されている。

◆ 専門家主導による，こころのケア活動：サポートグループとその有効性

　心理職が主体となって展開される地域の活動の１つに，専門家主導による同病者（ピア）のサポートグループがあげられる。サポートグループとは，グループという方法を用いた心理社会的介入の一形態である。アルコール・薬物依存やDVへの対応など医療領域をはじめ，発達・教育領域等でも幅広く実施されている。その目的は，「意欲」「対処能力」「自己評価」「コントロール感」の向上，情緒的苦痛の軽減などにある。これにより，同病者同士の支え合いが大きなサポート源になりうること（疎外感の軽減），グループ内のメンバーが対処モデルになること，グループ体験の結果として「死を前にして十全に生きる」という人生の深さと意味を見出しうること，などの効果が報告された（Spiegel et al., 1989）。

　その後の研究においても，①心理・感情的側面の変化（不安や抑うつ感の軽減，孤独感の緩和，コントロール感の回復など），②コーピングスキルの改善，③疼痛緩和，④がんの医学的治療や生活に対する取り組み姿勢の変化（治療における患者自身の役割の認識，治療の過程におけるコントロール感，自己効力感の向上，生活全般にわたるQOLの向上，医師との円滑なコミュニケーションの改善），⑤その他（身体機能の改善，医療費の減少，在院日数の短縮化，外来通院回数の減少など）の効果が報告されている（Edmonds et al., 1999）。

　グループを用いたこのような語りの場は，相互に〈癒やし―癒やされる〉関係性（helper-therapy原則）の構築に有効である。が

ん患者の実存的な悩みとして，関係性の喪失（孤独），意味（生きる意味）の喪失，アイデンティティの喪失といった問題をあげることができる（遠藤，2014）。孤独を感じる患者（家族）同士の出会い，有限な人生における優先順位の付け直しや，死について率直に語れること，そして残りの時間を使って自分も誰かのために意味ある存在になれると気づくことにより，これらの悩みは解決に向かう（Spiegel & Classen, 2000）。その意味で，患者（家族）同士がグループ内で語り合う場は貴重な体験といえよう。また，個別カウンセリングとは異なり，現実場面への一般化性，サポートの多次元性，経済性などが特徴的である（小谷，1990）。

専門家主導によるこういった支援活動（サポートグループ）は，主に病院内において，外来患者向けに無料・自由参加で，看護師や医療ソーシャルワーカーが中心となり定期的に展開されていることが多い。地域でも，たとえば保健師主導によるサポートプログラムを展開している保健所が少しずつであるが現れてきている。また，NPO法人がんサポートコミュニティーのように，地域開放型で専門家（医師，看護師，臨床心理士，公認心理師，医療ソーシャルワーカー）による総合的支援活動を展開しているところもある。

今後，こういった病院内外でのこころのケア活動への参加機会は，ますます増えるであろう。心理職の国家資格化を契機として，病院内外で心理職・看護職・社会福祉職がサポートグループなどを開催しやすくなり，地域において専門家主導の支援活動への信頼が高まれば，心理職者は患者・家族と地域拠点病院をつなぐ役割をも期待されるようになっていくであろう。

やってみよう／ためしてみよう

1) コミュニケーションについて考えてみよう。たとえば，無意図性に関わる体験，同じ言葉でも異なって解釈されてしまった体験，不可逆性に関わる体験などをあげてみよう。

2) 医療者と患者・家族が相互参加型の医療を実現するためにはどうしたらいいか考えてみよう。

3) 臨床心理士，公認心理師が院内でどのような役割が果たせるか議論してみよう。また，地域ではどのような活動が可能かについても議論してみよう。

4) 悪い知らせ（bad news）を伝えられる側（患者・家族側）／伝える側（医療者側）のロールプレイを通して，気持ちを共有してみよう。

 学習文献案内

Watson, M. & Kissane, D. 編／内富庸介・大西秀樹・藤澤大介監訳（2013）『がん患者心理療法ハンドブック』医学書院

上野徳美・久田満編（2008）『医療現場のコミュニケーション──医療心理学的アプローチ』あいり出版

第14章 災害による健康リスクと支援

緊急速報

緊急速報
警戒レベル４全員避難松川流域に
福島市は１０月１２日２２時１０分松川流域の９
地区に避難勧告（緊急）
五十辺地区、泉、御山、北沢又、笹谷、丸子、南
沢又、南矢野目、本内
河川流域にお住まいの方は、速やかに、安全な場
所に避難をしてください。

（福島市）

設定

▲2019 年 10 月に発生した台風 19 号により発令された避難勧告
の表示画面（iPhone）。

この章で学ぶこと ●●●●●●●●●●●●●●●

　日本列島は複数のプレートが重なり合う地震多発地域であるほか，
集中豪雨や台風などの自然災害が頻発する世界有数の災害大国であ
る。また，2011 年に発生した東日本大震災では原発事故という特
殊な災害が発生し，大きな社会的な混乱が生じた。大規模な災害は，
心身の健康に中長期的に甚大な影響をもたらすことが知られている。
本章では，災害発生後から復興期までをいくつかの段階に分けて，
各段階でみられる心身の健康影響とその対応策についての理解を深
める。

1 災害急性期の健康リスク

災害の定義と種類

災害は，突然に発生し，予測やコントロールができず，その影響を受ける地域の対処能力を大幅に超えるものであり，人命の損失や精神的苦悩が生じる深刻な被害をもたらすものである（Math et al., 2015）。高橋・高橋（2015）によると，災害は自然災害と人的災害に大別され，前者には，地震，津波，台風，竜巻，火山の大噴火などが，後者には，大気・水質汚染，放射線災害，飛行機事故，交通事故などが含まれる。また，人的災害は，特定の意図なしに生じた事故によって多くの死傷者が発生する非意図的災害と，何らかの悪意をもって惹き起こされた意図的災害に区分される。非意図的災害には，大規模飛行機事故や大規模工場事故が，意図的災害には，テロ行為や戦争が含まれる。

　自然災害と人的災害の境界は不明瞭で，双方が複合的に生じる場合もある。たとえば，2011 年に発生した東日本大震災では，地震・津波という自然災害によって東北の沿岸部を中心に多大な被害が発生したことに加え，翌日に発生した福島第一原子力発電所事故により，地域住民の避難に伴う死亡率の上昇（Morita et al., 2017），心身の健康リスクの増悪（Murakami et al., 2017; 2018），福島県産品への風評被害（関谷, 2014）といった，広範かつ甚大な人的災害が発生した。

災害発生時の支援体制

日本では，災害時の多様な問題に対応すべくさまざまな災害保健医療支援チーム

表14-1 災害保健医療支援チームの活動時期および主な活動対象

	支援開始 時期	支援終了 時期	主な 活動対象	その他の 活動対象
DMAT	災害発生直後	72時間程度	医療機関	救護所，避難所
日本赤十字社 医療救護班	災害発生直後	1カ月程度	救護所，避難所	
JMAT	災害発生72 時間後	1カ月以降〜 支援終了時期	診療所，避難所	救護所
DPAT	災害発生72 時間後	1カ月以降〜 支援終了時期	精神科医療機関，避難所	
DHEAT	災害発生72 時間後	1カ月以降〜 支援終了時期	保健所	避難所

（出所）市川ほか，2017より作成。

が整備されてきた。主な支援チームに，災害派遣医療チーム（Disaster Medical Assistance Team：DMAT），日本赤十字社医療救護班，日本医師会災害医療チーム（Japan Medical Association Team：JMAT），災害派遣精神医療チーム（Disaster Psychiatric Assistance Team：DPAT），災害時健康危機管理支援チーム（Disaster Health Emergency Assistance Team：DHEAT）などがある。

　主要な活動対象や活動の開始・終了時期は，各チームで異なる。市川ほか（2017）が，災害保険医療支援チームの活動対象や活動の開始時期等を，チームごとに整理している（表14-1）。

　DMATの主な活動は，災害拠点病院の支援と搬送を必要とする患者の対応である。DMATは，阪神・淡路大震災で発災直後から約3日間における支援の遅れで多くの人命が失われたことによる経験から，2005年に防ぎうる死を防ぐことを目的に掲げて組織された。発災直後に派遣され72時間程度活動を継続する。

日本赤十字社医療救護班は，災害に備えて医師や看護師などを中心に編成された日本赤十字社の救護班であり，発災時に全国から被災地に派遣される。被災地では，救護所の設置，被災現場や避難所での診療，こころのケア活動などを行い，被災地の医療機能を支援する。

　JMATは，日本医師会の要請に基づき，発災から72時間以降から被災地域の医療機関が回復してくる頃まで，主に救護所や避難所の医療，健康管理のために活動を行う。また，被災地や医療機関，診療所への医療支援も行う。

　DPATは，「精神科医療および精神保健活動の支援を行うための専門的な精神医療チーム」であり，東日本大震災を経験後，2013年に設立された。自然災害や事故，事件などの大規模災害の後に，被災者および支援者に対して，こころのケアを行う。災害時のDPATは，被災地域の都道府県の派遣要請によって被災地へ入る。活動開始は，発災後72時間以内を目標としており，DMATのような俊敏性は求められていない。DPATの主な活動は，被災地の精神医療システムの支援や，地域精神科医療機関への支援を行うことである。また，災害のストレスによって被災者に生じる精神的な問題へも対応する。

　DHEATの主な活動は，被災地の保健所もしくは市区町村の保健担当者に対して行う，被災地の健康危機管理と公衆衛生学的支援である。発災後72時間程度を目安として被災地に入り，支援活動は約1週間を想定している。被災地の状況によっては，継続して班の支援が行われる。被災地で被災者の健康管理を把握しなければならない保健所へ支援に入り，被災地対応を支援する。

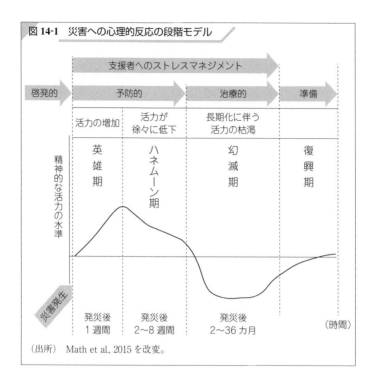

図 14-1　災害への心理的反応の段階モデル

支援者へのストレスマネジメント

啓発的	予防的		治療的	準備
	活力の増加	活力が徐々に低下	長期化に伴う活力の枯渇	

精神的な活力の水準

英雄期　　　ハネムーン期　　　幻滅期　　　復興期

災害発生

発災後1週間	発災後2〜8週間	発災後2〜36カ月	（時間）

（出所）　Math et al., 2015 を改変。

災害の心理的影響：段階モデル

　災害が人に与える心理的な影響は，災害発生後から時間が経過するにつれて変遷していく。災害後の一般的な心理的変化は順に，英雄期，ハネムーン期，幻滅期を経て，復興期へと至る（図 14-1：Math et al., 2015）。

　まず，災害直後から1週間程度の英雄期には，精神的な活力が増加し，生命および財産を保護する行動や他者を支援する利他的行動が増加する。

　災害発生数週間後から1カ月頃のハネムーン期では，回復に対して楽観的な態度が維持され，災害後の生活への適応が進んだり，

被害の回復に向けた積極的な行動がとられたりする。また，この時期に被災者間で災害体験が共有されることで強い連帯感が生じる。さらに，この時期はマスメディアで大規模に報道される頻度が高く，全国から多くの支援の手が被災地に向けられることで，被災地全体が温かなムードに包まれる。この時期には英雄期で増加した精神的な活力がはじめは維持されるが，時間の経過とともに疲労が蓄積し低下していく。

災害発生後1カ月を過ぎた幻滅期には，マスメディアによる報道の規模は縮小し，全国的な関心が希薄になる。この時期から復興までの数年は，回復に向けての楽観視から転じて，生活再建の見通しが立たないことへの不安，経済的問題，対人関係上の問題などが噴出し，精神的な活力は枯渇する。多くの個人はこの時期を乗り越え，地域は復興へと至るが，一定の人はこの時期に精神的問題が生じる。

英雄期やハネムーン期では，精神的ストレスが維持・増悪されないよう予防的な支援を継続し，1～2カ月以降の幻滅期にも持続する診断閾値を超えるメンタルヘルスの増悪を示す個人を特定，治療する。また，英雄期から幻滅期まで，支援者は被災者の支援に奔走することになるので，支援者に精神的な負荷が強くかかる場合が少なくない。そのため，被災者だけでなく，支援者に対しても，予防的または治療的サポートを提供する枠組みが必要とされる。

災害直後の心理的反応 ｜ 大規模な災害では，自身が家屋の倒壊に巻き込まれそうになり命の危険にさらされる，あるいは他者が津波にのまれるのを目撃するなど，多くの人が自身や他者の命の危機を経験する。このような体験によって，

その人に強い恐怖・無力感・戦慄が伴う出来事を，トラウマ（心的外傷）体験と呼ぶ。トラウマ体験となりうる出来事は，代表的には災害であるが，それ以外にも，戦争・紛争・テロなどの社会的な不安，暴力・事故・犯罪・性被害などの生命等の危機に関わる体験，家族・友人の死など大切なものの喪失などがあげられる。

　トラウマ体験後には，さまざまな心理的反応が生じる。それらは，他のストレス状況と同様のストレス反応と判断されるものと，トラウマ体験に特有の反応に区別される。

　ストレス状況下でみられるストレス反応は，身体，行動，思考，感情の4つの側面に区別すると理解が容易になる。身体反応には，頭痛，胸痛，筋肉痛，腰痛，胃痛，下痢・便秘，食欲不振，過食，吐き気，ふるえ，めまい，動悸，発汗，だるさ，持病の悪化，風邪をひきやすくなるといった反応が含まれる。行動的な反応には，過敏な反応，トラブル，過激な行動・過活動，飲酒・喫煙量の増加，薬物乱用，ひきこもり，児童の場合には子ども返りなどが含まれる。思考反応には，混乱，否認，集中困難，記憶力の低下，判断力や決断力の低下，段取りがとれない，優先順位がわからないなどが含まれる。そして感情反応には，イライラ感，焦り，不安，恐怖感，孤立感，意欲減退，無気力，気分の落ち込み，自分

★ サバイバーズギルト　　　　　　　　　　　　　　　　　　　　*Column* ❶
　サバイバーズギルト（survivor's guilt）とは，災害，虐待，暴力，犯罪被害，家族の突然死などの喪失を伴うトラウマを体験した人が，自分が生存していること自体に対して感じる罪悪感（たとえば，「周りの人が亡くなったのに私だけ生きているのが申し訳ない」など）のことをいう。

★ 曖昧な喪失　　　　　　　　　　　　　　　　　　　　　　　　*Column* ❷
　「はっきりしないまま，解決することも，終結することもない喪失」であり，心理的には存在しているが身体的（物理的）には存在していない状態（たとえば行方不明者）と，身体的（物理的）には存在しているが心理的には存在しない場合（たとえば認知症患者）に，区別される。

を責める，罪悪感，感情の混乱などが含まれる。これらの反応は，ストレス状況下で一般的に示されるものであり，状況の回復とともに自然と消失することが多い。

　トラウマ反応が，急性期に示されるトラウマ体験に特有の症状であり，これらの症状が生活に支障をきたす強度で4週間以上持続する場合には，心的外傷後ストレス障害（post-traumatic stress disorder：PTSD）と診断される。また，トラウマ体験から数日後～1カ月以内で，生活に支障の生じる強度でトラウマ反応が生じている場合には，急性ストレス障害（acute stress disorder：ASD）と診断される。トラウマ反応がASDやPTSDに移行するのは全体の数％程度であり，多くはトラウマ体験後2～3日で反応が消失する。

　　　　　　　　　　　　　　　トラウマ反応の表出の程度や持続期間に
　　トラウマ反応の経過　　　　は個人差があり，1カ月以降も長期にわ
たって持続・維持する人もいれば，震災直後からほとんどトラウマ反応を呈することなく過ごす人も存在する。

　G. A. ボナーノ（Bonanno, 2004）は，トラウマ体験後に典型的に認められる精神的機能（活力）の支障度の変遷パターンを，実証的なデータに則して4つに分類した（図14-2）。トラウマ体験直後から重度のトラウマ反応を示し数年間重症のまま維持されるタイプを慢性型，トラウマ体験直後には中程度であったトラウマ反応が経年で増悪していく遅延型，トラウマ体験直後に中程度以上であったトラウマ反応が数カ月後に改善する回復型，災害直後からトラウマ反応は軽度以下で1カ月以内にトラウマ反応が消失するレジリエンス型の，4パターンである。ボナーノによる4分類は，多様なトラウマ体験，人種，性別，年齢層で再現されている。

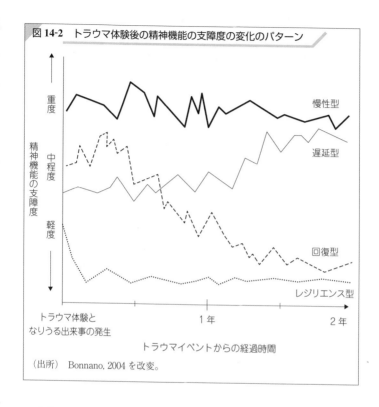

図14-2 トラウマ体験後の精神機能の支障度の変化のパターン

（出所） Bonnano, 2004 を改変。

　またI. R. ガラッツァー・レヴィら（Galatzer-Levy et al., 2018）は，トラウマ体験後の精神的機能の変遷パターンを検討している研究67件の解析結果をレビューし，トラウマ体験者に占めるレジリエンス型は割合が62～70％と最も高く，次いで回復型が16～26％，遅延型が5～13％，慢性型が9～13％程度であると報告している。トラウマ体験者の8～9割程度は，精神的な問題を呈さず，あるいは一時的に呈したとしても自然に回復するのである。

2 中長期的な影響

災害後のメンタルヘルスの問題

災害等のトラウマ体験後には，慢性型や遅延型のように，長期的に精神的な苦痛の持続する人が一定数存在する。災害後1カ月前後の時期から入念なアセスメントと介入が必要となる代表的な心理的問題には，PTSD，うつ病，不安症，物質依存，自殺があげられる。

たとえば，2010年から2011年にかけてマグニチュードが6を超える大地震が4度も発生し甚大な被害をもたらしたニュージーランドのカンタベリー地震について，被災地域住民と非被災地域住民を震災発生前から追跡したデータに基づいて解析した結果，被災地域住民では震災後20～24カ月後における精神疾患の発症率が非被災地域住民と比較して1.4倍高く，特に大うつ病，PTSD，たばこ依存が高いことが報告されている（Fergusson et al., 2014）。同様に，洪水と精神疾患の関連を検討した81件の研究をレビューしたA. フェルナンデスら（Fernandez et al., 2015）は，洪水後に頻繁に生じるメンタルヘルスの問題として，PTSD，うつ病，不安症，アルコール・たばこなどの物質使用／依存，自殺をあげている。その他，人的災害でも，9.11アメリカ同時多発テ

★ 惨事ストレス   *Column* ❸
　災害や事故等の悲惨な現場で犠牲者の救助や捜索活動に携わった援助者が示す，強いストレス反応を指す。災害支援者に呈されるPTSD症状や抑うつ症状が含まれる。遅延型PTSDは，一般の被災者よりも災害支援者に多いことが報告されている。

ロでのトラウマ体験者は，当該地域の非トラウマ体験者と比べて，うつ病やPTSDの新規発症率が顕著に高いことが報告されている（North et al., 2015）。

トラウマ体験後に呈されるトラウマ反応

PTSD

は急性ストレス症状として定義され，それらが1カ月以上持続し著しい支障を生じさせている場合にPTSDと診断される。PTSD症状は，①侵入症状，②回避症状，③過覚醒症状，④認知・感情的症状に大別される（American Psychiatric Association, 2013）。

① 侵入症状：トラウマ体験の一部や全体の苦痛な記憶が映像としてありありと頭に浮かぶ，トラウマ体験に関連した悪夢を繰り返しみる，トラウマ体験が再び自分に起こっているように感じられる（再体験）。

② 回避症状：トラウマ体験と関連する苦痛な記憶，思考，感情を惹き起こす刺激（人，場所，会話，行動，物，状況）などを避ける。たとえば，津波被害によってPTSDを発症した人は，海沿いを歩いたり，災害関連の特集番組を視聴したりすることなどを避ける。

③ 過覚醒症状：不安，焦燥感，易怒性（些細な刺激で怒りが爆発）の増大，集中力の低下，小さな物音への驚愕反応などの覚醒亢進（たとえば，地震によるトラウマ体験をした人がその後，風が窓にあたって少しカタカタと鳴る音を聞いただけでビクッと身をすくませるなど）。

④ 認知・感情的症状：トラウマ体験の一部が想起不能（記憶からその一部がすっぽりと抜け落ちて思い出せない），自己・他者・世界に対して否定的な信念を強く抱く（たとえば，「私が

悪い」〔自己〕，「誰も信用できない」〔他者〕，「世界は危険だ」〔世界〕など），自己非難や他者への持続的で非現実的な非難，持続的なネガティブ感情，重要な活動への興味の著しい減退，ポジティブ感情の鈍麻（幸福や満足，愛情を感じることができない），孤立感，疎外感などがある。

うつ病

PTSDと並んで大規模災害後に生じるメンタルヘルスの問題は，うつ病である。両者はトラウマ体験後の心理的な反応として共通する部分があるが，複数の実証的な研究から互いに独立した病態であると考えられている。

たとえば，中国の大規模な地震によるトラウマ体験者を対象に，抑うつ症状とPTSD症状を同時に評価したコミュニティ調査では，①PTSDと抑うつ症状の双方がともに低い群，②抑うつ症状が主要である群，③PTSD症状が主要である群，④双方がともに高い併存群という4群に分類可能であり，災害後の抑うつ症状がPTSDとは独立に存在することが示されている（Cao et al., 2015）。同調査によると，調査対象者の約5分の1が抑うつ症状が主要である群に該当したが，その群は，身体症状や対人関係上の困難がPTSDが主要な群よりも強かった。

悲嘆

大規模な災害では多くの死者が発生し，その近親者は死別による精神的な苦悩を経験する。近親者の死別による苦痛は悲嘆と呼ばれ，死別を経験した人が一般的に経験する心理状態である。

E. キュブラー・ロス（Kübler-Ross, 1973）の喪失・悲嘆の5段階理論によると，喪失・死別体験が受容される喪のプロセスは，一般的にはまず，喪失の現実を否定する否認段階からはじまる。喪

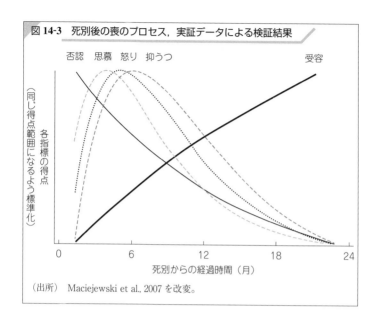

図 14-3　死別後の喪のプロセス，実証データによる検証結果

否認　思慕　怒り　抑うつ　　　　　　　　　　受容

（同じ得点範囲になるよう標準化）

各指標の得点

0　　　　　　6　　　　　　12　　　　　　18　　　　　　24

死別からの経過時間（月）

（出所）　Maciejewski et al., 2007 を改変。

　失の否認の減少に伴って，死の受容度は増加していく。最終的な死の受容に至るまでには，否認段階の次に，故人に会いたいと切望する思慕の感情を強く経験する。思慕が落ち着くと，死に対する怒りの感情を強く経験する。その後，喪失の現実と向き合い強い絶望感を経験する抑うつ段階を経て，最終的に死別体験の受容段階へと至ると考えられている。このモデルでは，段階に対応した感情がピークを過ぎた後に，次の段階の感情のピークがきて，順に段階が進行することが想定されている。

　P. K. マチジョウスキーら（Maciejewski et al., 2007）は，キュブラー・ロスの5段階理論を実証データで検証した。否認は死別後1カ月間高く，その後2年間でなだらかに減少し，否認の減少とおおむね反比例する形で，死の受容が増加していく。また，思慕

は 4 カ月目，怒りは 5 カ月目，抑うつは 6 カ月目をピークに，その後 2 年間でなだらかに減少すると報告されている（図 14-3）。

　喪のプロセスは，通常，半年から 1 年の間に進行し，死別による精神的苦痛から回復する。しかしながら，一定数の人は，死別による精神的苦痛を長期的かつ持続的に経験する。そうした精神的苦痛によって日々の生活に支障が生じる状態は，遷延性悲嘆や複雑性悲嘆と呼ばれ，治療的介入が必要となる。

　J. スヴェーンら（Sveen et al., 2018）は，2004 年にインド沖で発生した地震に伴う津波によって死別を経験した人を対象に，災害後 3 時点（1 年後，3 年後，6 年後）の複雑性悲嘆尺度（inventory of complicated grief：ICG）の得点について，その経過パターンを分類した結果を報告している。対象者の 11% は，1 年後から 6 年後まで一貫して得点の高い慢性型，48% は 1 年後の時点では慢性型に匹敵する得点の高さを示したがその後 6 年後には得点が減少する回復型，41% が 1 年後の時点で得点が比較的低く 6 年後にはさらに改善するレジリエンス型であった。死別経験者の複雑性悲嘆の有病率を検討した 14 件の研究をレビューした M. ランドルフら（Lundorff et al., 2017）でも，複雑性悲嘆の有病率は死別経験者のうちの 7〜14% と報告されている。

3 災害時の心理的支援

　　　トリアージ　　　　C. S. ノースと B. フェファーバウム（North & Pfefferbaum, 2013）は，災害や緊急事態のメンタルヘルス対策，介入，サービスについて言及し

ている 222 件の論文を抽出し，それらの知見を統合して，災害時のメンタルヘルス支援におけるケース特定から介入までのワークフローを体系化した。支援の必要なケースの特定は，災害直後から被災地支援の終了まで継続的に行われる。

特定されたケースに応じて，介入は 2 種類に大別される。1 つは，明確な治療的介入を要するケースが特定された場合で，エビデンスに基づく介入が提供される。もう 1 つは，閾値下症状など，クリニカルな水準に達していない場合で，心理的応急処置やサイコロジカル・リカバリー・スキルなどが適用される。

心理的応急措置（サイコロジカル・ファーストエイド，psychological first aids：PFA）は，災害等のトラウマ体験をした人々への初期段階（トラウマ体験直後から数週間）における対応の，実践的な指針である。PFA のマニュアルには，アメリカの国立子どもトラウマティックストレス・ネットワークおよび国立 PTSD センターによる開発版や，WHO の開発版が存在するが，いずれにおいても主要な目的や位置づけは共通している。前者は兵庫県こころのケアセンターで，後者は国立精神・神経医療研究センターによって，日本語訳が公開されている。

PFA の中心的な活動は，被災者と出会い，保護し，情報収集と周囲との関わりを促進して，他の社会的サービスへつなげていく，一連の作業である（高橋・高橋，2015）。これらの一連の作業を進めるにあたって，被災者に近づき活動をはじめること，安全と安心感を確保すること，安定化を図ること，情報を集めること，現実的な問題解決を助けること，周囲の人々との関わりを促進すること，対処に役立つ情報を提供すること，紹介と引き継ぎを行

表 14-2 心理的応急措置の基本要素と目的

基本要素	目 的
1. 被災者に近づき，活動をはじめる	被災者に対応する際には，被災者を脅かすことのないように共感的で助けになるような関わりをもつこと
2. 安全と安心感	当面の安全を確保してそれを継続的に強化し，身体と感情の両方に快適さを提供すること
3. 安定化	感情的に圧倒され，取り乱した被災者がいれば，落ち着かせ方向づけること
4. 情報を集める	いま必要なこと，困っていること，当座に必要とされているものと今後に懸念されることを見極め，追加情報を収集し，サイコロジカル・ファーストエイドにふさわしいものに調整すること
5. 現実的な問題の解決を助ける	当座に必要とされているものと今後に懸念されていることに対処するために，生存者に実用的な援助を申し出ること
6. 周囲の人々との関わりを促進する	ある支援者と他の支援者（家族や友人・コミュニティにおける援助者）との，短期的あるいは継続的な関わりを確立するのを助けること
7. 役に立つ情報	苦痛を減らし，適応的な機能を促進するために，ストレス反応や対処方法について情報を提供すること
8. 紹介と引き継ぎ	その時点あるいは将来必要とされる，利用可能なサービスと生存者をつなげること

（出所） アメリカ国立子どもトラウマティックストレス・ネットワーク，アメリカ国立 PTSD センター，2009 より作成。

うこと，という 8 つの基本的な要素が，それぞれの要素と対応した目的とともに示されている（表 14-2）。PFA は，メンタルヘルスの専門家に限らず，災害の急性期の支援に参画するすべての援助者が利用可能な標準的なツールとなっている。

サイコロジカル・リカバリー・スキル

サイコロジカル・リカバリー・スキル（skill for psychological recovery field operations guide：SPR）は，災害から数週間あ

表 14-3　サイコロジカル・リカバリー・スキルの基本要素と目的

基本要素	目 的
1. 情報を集め，支援の優先順位を決める	情報を集めて，支援者の所属機関が提供する他の支援，もしくは他の機関にすぐ紹介する必要があるか，判断する
2. 問題解決のスキルを高める	問題と目標を明確にしてさまざまな解決方法のアイディアをブレインストーミングで考案する。それらの方法を評価し，最も役に立ちそうな解決策を試す
3. ポジティブな活動をする	ポジティブで気分が晴れるような活動とはどのようなものかを考える。実際にそれをやってみることで，気分と日常生活機能を改善する
4. 心身の反応に対処する	動揺させられる状況に対する心身の苦痛な反応に対処し，それを和らげる
5. 役に立つ考え方をする	苦痛を生み出す考え方を特定し，それをより苦痛の少ない考え方に置き換える
6. 周囲の人とよい関係をつくる	周囲の人や地域の支援機関との関係を改善する

（出所）　アメリカ国立子どもトラウマティックストレス・ネットワーク，アメリカ国立 PTSD センター，2011 より作成。

るいは数カ月後，被災地で，安全と安心感，そのほか生存に関わるニーズが満たされ行政機能が回復した後の，中長期・復興回復期に適用可能な心理的介入である。災害後に多く認められるストレスや多様な問題に対処するスキルの獲得をサポートし，当事者の自己効力感を高め，回復を促進することを目的としている。診断閾値下のストレス症状を有する被災者が SPR の適用対象である。そのため，必要に応じて精神疾患の専門的な治療に移行させる，ケアとキュアの橋渡し役を果たす。SPR のマニュアルは，PFA と同様に，アメリカの国立 PTSD センターと国立子どもトラウマティックストレス・ネットワークによって開発され，兵庫

県こころのケアセンターが日本語訳を公開している。

　PFA の実施者がメンタルヘルスの専門家に限らず多様な援助者であるのに対して，SPR の実施者はメンタルヘルスの専門家等の対人援助職である。SPR の構成要素は，ストレスマネジメントに有効性が認められている心理学的スキル（問題解決訓練，行動活性化，リラクセーション，認知再構成，ソーシャルサポートの向上）からなっている（表14-3）。

専門的治療

　被災者において PTSD やうつ病の診断基準を満たす人が特定された場合には，それらの疾患に対して有効性の示されている専門的な治療を提供する必要がある。提供される専門的な治療は，薬物療法と精神療法に大別される。薬物療法では抗うつ薬が，精神療法では認知行動療法が，PTSD およびうつ病の専門治療として有効性が示され，国内外の治療ガイドラインで第一選択治療として推奨されている。

　たとえば，アメリカ心理学会は 2017 年に，成人の PTSD の心理学的介入に関するエビデンスをレビューし，PTSD に特化した認知行動療法，持続エクスポージャー療法（prolonged exposure therapy），認知処理療法（cognitive processing therapy）の適用を推奨するガイドラインを公表している（American Psychological Association, 2017）。また，児童・青年の PTSD に対しては，トラウマ焦点化認知行動療法（trauma-focused cognitive behavioral therapy）の有効性が示されている（Cary & McMillen, 2012）。

　これらの認知行動療法には，心理学的デブリーフィングのようなトラウマ体験を被災者自身が語る要素が含まれているが，災害後の中長期の時点において安全が確認・確保された状況で，長時間・複数回にわたって実施される点が異なる。近年では，遷延性

悲嘆や複雑性悲嘆に特化した認知行動療法も開発されており，その有効性が示されている（Shear & Bloom, 2017）。

4 災害後のポジティブ心理学的な要因
● 困難後のポジティブな心理的変化

　災害後にメンタルヘルスの悪化が生じる人が一定数いる一方で，大抵の人はレジリエンス型に該当し，健康を維持する。また，中には，災害後の困難を克服する中で，精神的な成長を感じる人もいる。困難な出来事の経験を通じて人に起こるポジティブな変化は，心理学でよく言及されている。代表的な概念には，トラウマ後成長（post-traumatic growth：PTG）や，ストレス関連成長（stress-related growth），利益の発見（benefit finding：BF）などがある。

| トラウマ後成長 |

　トラウマ後成長（PTG）は，「危機的な出来事や困難な経験との精神的なもがきや奮闘の結果生じる，ポジティブな心理的変容」と定義される（Tedeschi & Calhoun, 1996）。PTG が想定する成長・変化の領域には，他者との関係，新たな可能性，人間としての強さ，精神性的な変容，人生に対する感謝があり，この5領域は，PTG を測定するために開発された心的外傷後成長尺度（posttraumatic growth inventory：PTGI；Tedeschi & Calhoun, 1996）の因子分析の

★ 心理学的デブリーフィング　　　　　　　　　　　　*Column* ❹
　心理学的デブリーフィングは，トラウマ体験を体験直後に語り情緒的な処理を促進すると考えられてきた。しかし現在では，無効もしくは後の PTSD の悪化につながるとされ，災害直後から1カ月間での単回での使用が非推奨とされている。

結果に基づいている。

　他者との関係は，人間関係のあり方や付き合い方における変化であり，「他者との関係がより親密になった」「他者に対して共感性をもつようになった」などの変化を反映する。新たな可能性は，トラウマ体験をきっかけに新たな可能性が生まれてくるような変化であり，「新しい関心事をもつようになった」「変化に必要なことについて，挑戦するようになった」などの変化を反映する。人間としての強さは，自分が自分自身をどうとらえるかといった自己認識のポジティブな変化であり，「些細なことではへこたれなくなった」「自分に自信がついた」といった変化を反映する。精神性的（スピリチュアル）な変容は，信仰心が高まるなど，人間の力を超えた現象や事柄に向き合うような変化であり，「自分の生き方や死について思いをめぐらせるようになった」「先祖とのつながりを感じ，墓参りをちゃんとするようになった」などの変化を含む。人生に対する感謝では，「人生における物事の優先順位が変わった」「人生の価値について感謝が生まれた」「1日1日に感謝するようになった」といった変化が反映される。

　PTG は，PTSD の単なる裏返しの概念ではなく，両者は独立に存在することが示されている。たとえば，C. コウら（Cao et al., 2018）は，中国で地震によるトラウマを体験した1074人を対象に，PTG と PTSD 症状の双方を聴取する調査を行い，調査参加者の回答パターンの類似するグループを統計的に検討した結果，PTG と PTSD の双方が高い群，PTG と PTSD がともに中程度である群に加えて，PTG が高く PTSD が中程度である群が抽出されることを報告している。また，PTG と災害被害の程度や PTSD 症状の間には非線形な関係が認められることが報告されて

いる。Z. マーら（Ma et al., 2019）は，災害による被害の規模が軽い，あるいは反対にきわめて深刻な場合には，PTG は生じにくく，中程度の規模の被害状況の場合に生じやすくなるといった，逆 U 字形の関係性があることを報告している。同様に，PTSD 症状と PTG の関係を検討した B. ゼブラックら（Zebrack et al., 2015）も，PTSD 症状が軽度あるいは重度の場合には PTG が低く，中程度のときに最も高くなることを報告している。

 やってみよう／ためしてみよう

1) 心理職として現地で支援に参加する場合に，時期に応じてどのような支援が必要，有効であるかまとめてみよう。
2) 災害発生後，心理職として現地で支援に参加する場合に，他職種との連携の仕方の工夫について考えてみよう。

 学習文献案内

高橋晶・高橋祥友編（2015）『災害精神医学入門——災害に学び，明日に備える』金剛出版

アメリカ国立子どもトラウマティックストレス・ネットワーク，アメリカ国立 PTSD センター／兵庫県こころのケアセンター訳（2009）「サイコロジカル・ファーストエイド実施の手引き 第 2 版」
http://www.j-hits.org/psychological/pdf/pfa_complete.pdf#zoom=100

アメリカ国立子どもトラウマティックストレス・ネットワーク，アメリカ国立 PTSD センター／兵庫県こころのケアセンター訳（2011）「サイコロジカル・リカバリー・スキル実施の手引き」
http://www.j-hits.org/spr/pdf/spr_complete.pdf#zoom=100

第 15 章

医療制度と心理職の社会的役割

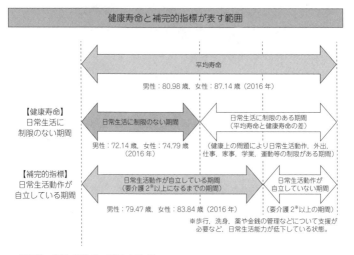

健康寿命と補完的指標が表す範囲

平均寿命

男性：80.98 歳，女性：87.14 歳（2016 年）

【健康寿命】
日常生活に
制限のない期間

日常生活に制限のない期間

日常生活に制限のある期間
（平均寿命と健康寿命の差）

男性：72.14 歳，女性：74.79 歳
（2016 年）

（健康上の問題により日常生活動作，外出，
仕事，家事，学業，運動等の制限がある期間）

【補完的指標】
日常生活動作が
自立している期間

日常生活動作が自立している期間
（要介護 2* 以上になるまでの期間）

日常生活動作が
自立していない期間

男性：79.47 歳，女性：83.84 歳（2016 年）

（要介護 2* 以上の期間）

※歩行，洗身，薬や金銭の管理などについて支援が
必要など，日常生活能力が低下している状態。

（出所）　厚生労働省，2019 を改変。

この章で学ぶこと ●●●●●●●●●●●●●●●

　この章では，心理職が貢献すべき医療現場を成り立たせている，医療制度とそれを支える法律を，日本の現実をふまえて理解する。心理職は，現在の制度と法律のもとで，今後の社会保障の動向も視野に入れながら，他の医療関連従事者と協働して，これまでの医療で見逃されてきた課題に取り組み，新たな課題にも挑戦することが求められる。

1　日本の医療制度と健康づくり

　今日に至る日本の医療制度の基盤形成は，第2次世界大戦後に
スタートした。医療法のもとで公的医療期間を整備することから
はじまり，さらに医療法人制度の導入によって財政的基盤を提供
することで，民間病院の充実が図られた（厚生労働省，2007）。ま
た，医療にかかる費用は，国民皆保険制度によって支援され，医
療の公平な分配がめざされた。健康保険制度には，それを支える
財源の違いから，サラリーマンを対象とする被用者保険と，それ
以外の国民健康保険の2種類がある。そして，健康保険によって
医療機関に支払われる診療報酬は，全国一律で個々の医療行為が
点数化される出来高払い制度がとられ，診療行為へのインセンテ
ィブとなった。

　しかしその後，こういった制度の充実化がもたらした新たな課
題や，次節で述べるような医療費をめぐる問題に対応するために，
さまざまな制度変更が行われた。まず，医療施設の機能分担の明
確化をめざして医療法が改正され，病床数が地域単位で規制され
たことにより，量的な増加が止まって病院病床数は横ばいとなっ
た。診療報酬についても，近年は抑制が続いている。また，健康
保険制度に関しては，被用者保険と国民健康保険との差異の縮小
が指向されるようになってきている。

　こうした医療政策の一方で，1978年には第1次国民健康づく
り運動がはじめられた。①生涯を通じた健康管理，②健康づくり
の基盤整備，③健康づくりの啓発普及を3本柱とし，「早期発

図 15-1　健康日本 21（第 2 次）の概要

健康増進法　第 7 条　　厚生労働大臣は，国民の健康の増進の総合的な推
進を図るための基本的な方針を定めるものとする。

国民の健康の増進の総合的な推進を図るための基本的な方針
（健康日本 21〔第 2 次〕）　平成 24 年厚生労働省告示第 430 号

健康の増進に関する基本的な方向

① 健康寿命の延伸と健康格差の縮小

② 生活習慣病の発症予防と重症化予防の徹底（NCD〔非感染性疾患〕の予防）

③ 社会生活を営むために必要な機能の維持および向上

④ 健康を支え，守るための社会環境の整備

⑤ 栄養・食生活，身体活動・運動，休養，飲酒，喫煙，歯・口腔の健康に関
する生活習慣の改善および社会環境の改善

（出所）　厚生労働省「健康日本 21（第 2 次）の推進に関する参考資料」より作成。

見・早期治療」をめざして健診の徹底が図られた。健康増進の内
容としては，栄養・運動・休養が 3 要素とされ，実施主体として，
保健センターの整備や保健師・栄養士の配置が進められた。そし
て，1988 年の第 2 次国民健康づくり運動では，80 歳の健康をめ
ざす「アクティブ 80 ヘルスプラン」により，健康運動指導士の
養成と健康増進施設が展開された。

　第 3 次国民健康づくり運動では，生活習慣病の概念が健康づく
りに導入され，2000 年に「健康日本 21」（21 世紀における国民健康
づくり運動）がスタートした。ここでは，疾病に罹患することを
防ぐ 1 次予防に重点をおき，食生活・栄養，身体活動・運動，休
養・こころの健康づくり，たばこ，アルコール，歯の健康，糖尿
病，循環器病，がんの 9 分野について達成目標と評価を設定し，
目標と成果の評価が可能になった。2002 年には，この法的基盤

として健康増進法が制定された。

2013年からは，第4次国民健康づくり運動として，健康日本21（第2次）が開始され，「健康日本21」を継承した取り組みが進められているほか，新たに健康寿命の延伸や健康格差の縮小など最近の社会変化や高齢化に対応した目標が強調されている（図15-1）。

2 医療経済とその方向性

　日本の国民皆保険制度は誇るべきものであり，世界をリードする長寿を支えてきたが，一方で医療費の増大をもたらした。近年さらにそれを加速させる要因として，人口の高齢化と，高度医療による高価格化をあげることができる。一般に高齢者のほうが医療機関を利用する頻度が高くなることから，高齢化は医療費の増加をもたらす。また，自動分析器・CT・MRIなどの新しい診断技術や，カテーテル・内視鏡手術などの新しい治療法は，高価格化をもたらす。これらの結果，対国内総生産や対国民所得の比率をみても，医療費が相対的に増大していることがわかる（図15-2）。

　こうした傾向から，医療が過剰に利用されることに対応する必要が生じている。前節でも述べたように，病床の増加については政策的に歯止めがかけられたが，医師数も同様に抑制する政策がとられた。また，1982年に成立した老人保健法によって，それまで無料化されていた老人医療費は一定額が自己負担となり，さらに，2002年からは老人保健制度の対象年齢が段階的に75歳ま

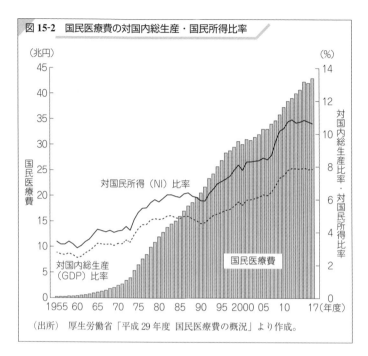

図 15-2　国民医療費の対国内総生産・国民所得比率

（兆円）

45

40

35

30

25

20

15

10

5

0

国民医療費

対国民所得（NI）比率

対国内総生産（GDP）比率

国民医療費

（%）

14

12

10

8

6

4

2

0

対国内総生産比率・対国民所得比率

1955 60 65 70 75 80 85 90 95 2000 05 10 17（年度）

（出所）　厚生労働省「平成 29 年度　国民医療費の概況」より作成。

で引き上げられることになるなど，高齢者について新しい医療制度が検討されている。

　患者の自己負担についても，初診時一部負担金や入院時負担金などが引き上げられてきた。また上述の通り，高齢者の受診時自己負担は，引き上げの方向へと政策が転換されている。保険料に関しても，2003 年に算定基礎が見直され，徴収増がめざされている。

　健康保険によらない自由診療も導入された。1984 年の健康保険法改正によって特定療養費制度が創設され，高度医療技術を用いた医療について，一定のルールのもと，保険診療と保険外診療の併用が認められることとなった。そこでは，高度医療の技術料

や差額ベッド代などは自己負担とされている。

　これらは，日本の人口構成が，きわめて人口規模の大きな団塊の世代をかかえて極端な分布になっていることへの対応といえる。少子高齢化の解決は簡単ではなく，財政的にも困難な時代を迎えている。団塊ジュニアの世代がすべて高齢者になり，高齢者割合がピークを迎える 2040 年を念頭に，社会全体として医療を支える方法が，柔軟に模索される必要があるといってよいだろう。

　たとえば，2014 年の OECD の調査によれば，日本の医療の特徴として，1 人の入院患者に病床が占有されている期間である，平均在院日数が長いということが示されている。すなわち，日本では平均 31.2 日であるが，これはドイツ（9.2 日），フランス（9.1日），イギリス（7.2 日），アメリカ（6.1 日）に比べてかなり長い。ここから，諸外国では入院を必要とされていない状態を，日本では医療制度で対応しているという課題のあることが示唆される。

　また，医療費に占める薬剤比率が高いことも，日本の傾向といえる。これは，薬価基準にしたがって保険組合などから支払われる薬価よりも医療機関が購入する価格が安いという薬価差があり，薬を使うと医療機関の収入が増えるからである。服用できないほどの薬剤が高齢者に提供されることも，医療費を押し上げる要因となっている。医療方針を決定する機関が，患者に薬を提供しない，あるいは，提供しても利益にならないような医薬分業の実現が，本来の解決策である。

表 15-1	公認心理師の活躍が想定される分野と 公認心理師の活動が位置づけられている主な施設
保健医療分野	病院（診療報酬〔施設基準〕，がん診療連携拠点病院・小児がん拠点病院の要件に記載）など
福祉分野	児童相談所（児童相談所に設置する児童心理司の要件の１つとして記載）など
教育分野	学校（スクールカウンセラーの要件の１つとして記載）など
司法・犯罪分野	裁判所，刑務所，少年鑑別所，犯罪被害者支援など
産業・労働分野	各事業所（事業者が行うストレスチェックの実施者の要件の１つとして記載）など

（出所）　中央社会保険医療協議会「総会資料」より作成。

3 心理職に期待される役割

心理職の活動領域

　今，心理職の国家資格である公認心理師制度が導入されはじめている。公認心理師の活動領域は，保健医療，福祉，教育，司法・犯罪，産業・労働という５領域とされる。まだはじまったところであるが，それぞれの活動分野について，行政による通達の要件などとして，公認心理師の位置づけが進みはじめている（表 15-1）。

　公認心理師のカリキュラム検討委員会の資料に基づけば，上記の領域は均等にはなっておらず，領域ごとに現任の勤務者数は大きく異なる。その割合は多い順に，保健医療（39%），教育（26%），福祉（13%），産業（9%），司法（4%）とされる。ここからもわかるように，司法・犯罪の割合はかなり低く，産業・労働領域もあまり多くないのが現状である。また，この数値は非常勤を

含み，スクールカウンセラーが非常勤であることを考慮すると，教育領域の実質的な割合も多く見積もられすぎているといえる。

このような現状から，今後の動向を考えると，公認心理師を代表とする心理職の半数程度は，本書でも取り上げてきたような内容を含む，保健医療領域の仕事をすることになると考えてもよいだろう。現に，心理職養成のための実習では，保健医療の実習が重視されている。病院や保健センターといった保健医療の現場が心理職の活動の主要な場となり，その活動によって医療サービスがますます充実することが期待されている。

なお，病院や診療所などの施設のあり方は，医療法に規定されている。同法はまた，医療の理念を生命の尊重と個人の尊厳を守ることと定めており，たとえば近年さまざまな場面で強調されるインフォームドコンセントの必要性も，ここに根拠を求めることができる。医療法に加え，医療に携わる各専門職についても，医師法，保健師助産師看護師法（保助看法）などの資格法が定められており，それによって医療サービスを提供する人材の質を担保することで，サービスの事前保証が図られている。公認心理師法も，資格の種類としては医師・看護師のような業務独占資格ではなく，現在は社会福祉士と同様の名称独占資格であるが，ここに位置づけられるものである。

これからの心理職に求められること

現在，日本では，高齢者の割合が増大し，人口減少や地方の過疎化が生じている。このような変化は，医療と介護の社会的対応を必要とするため，医師・看護師といった狭義の医療関係者だけでは，このニーズに応えることが困難になってきている。今後は心理職が，チーム医療の一員として心理サービスを提供する

ことで，高齢化や過疎化に対応することも期待される。

　医療機関を診療科別に調査した過去の結果をみると，心理職は精神科に最も多く配置され（63.1%），続いて心療内科（30.8%），小児科（13.6%），内科（12.3%），また心理相談部門として必要に応じてさまざまな診療科で心理的支援を行っている場合（14.5%）もある。国家資格化により，心理職の配置はより促進されることが期待されるが，位置づけが進められているように，がんなどの身体疾患への心理的支援など，実績とニーズのある診療科から活動が広がっていくことになると考えられる。小児科や内科などのニーズに対応した養成・教育も，今まで以上に必要とされるだろう。

　また，医療制度とそれに求められている社会のニーズを考えれば，現在，生活習慣病が疾病全体に占める割合は，死亡原因で6割，医療費でも3割にのぼるとされる。この生活習慣病は，不健康な行動習慣の積み重ねによるものであり，健康日本21（第2次）でも，主要な行動習慣について日常の生活習慣における目標が示され，共食を増やす，歩数を増加する，妊娠中の飲酒や喫煙をなくすといった，具体的な行動が取り上げられている。このような日常の行動に変化をもたらすためには，心理技法としての行動変容が役立つ。

　ところが，現在の心理職は，業務の主要な部分を，個人面接（78.7%）と心理検査（75.5%），家族・関係者などへの対応（48.5%）に占められており，行動変容を含むと思われる集団療法等の割合は現状では14.5%にとどまっている。健康寿命の延伸などといった社会的ニーズに応えていくことを考えると，今後は，面接や心理検査のみならず行動変容や集団指導を行える能力が，心

理職の職能としてより求められることになるだろう。

　先にも述べた通り，これまでも高齢化に対応して展開してきた医療は，さらにその境界を越えて医療全体として活動することが求められている。それをふまえれば，前項で勤務者数の割合がそれほど高くなかった福祉領域においても，心理職の役割は，面接や心理検査にとどまるものではなく，福祉制度の中で行動変容や心理的指導を実施することや，そのためのさまざまな環境整備であると位置づけることができるだろう。

　こうした行動変容とそのための環境調整といった活動に関する職能は，福祉領域のみならず，産業領域においても活用が期待されるものである。しかし，特定健診や保健指導が期待ほどは大きな成果につながっていないことからもわかるように，不健康な行動をとっている集団は何かに悩んでいるわけではないため，自発的に心理職に相談に来ることはほとんどない。したがって，こうしたニーズに応えるには，心理職が来談を待っているのではなく，地域で活動し，また，そのための仕組みをつくる必要がある。

4 健康・医療場面で遭遇する心理職の法的義務と倫理的責任

患者の意思決定を支援する

　健康・医療領域における心理職の役割は，患者（要支援者）の健康問題にまつわるさまざまな心理的問題について，アセスメントや心理支援を行うことである。もちろんその関わりは患者だけではなく，その家族や関係者に対しても向けられる。

患者が自らの健康状態を適切に理解して，最適な医療的対応を選択できるように支援することは，患者支援において最も基本的なことである。そこで，患者自身が受け身の姿勢ではなく，積極的に治療を受けることを支援するため，患者中心の意思決定アプローチという考え方が注目されるようになってきている。患者中心の意思決定とは，医療行為を行う際に患者の選好や希望，ニーズ，価値観を重視した意思決定を保障し，そのための情報提供と支援をすることである（中山・岩本，2012）。

　そうした場合に心理職が出合う課題の1つとして，患者に対するインフォームドコンセントのあり方やプライバシー保護，アドボカシー（権利擁護）といった倫理的課題をどのように理解し，対応すべきかという問題がある。ここでいう倫理とは心理職としての職業倫理を指すが，実際の支援においては，法律上課せられている義務と，患者を保護するという倫理的責任は，時に対立することがある。そのため，心理職としての法的責任の範囲と医療サービスの問題については，日常の心理支援業務の中で十分に理解し，適切に対応することが求められる。

| インフォームドコンセント |

　医療者が患者に対して適切な支援を行うためには，正しい選択肢を提供できることが必要である。そのためには，十分なインフォームドコンセントが求められる。その基本原則は，患者が，提供される医療行為に対して，①治療プランのメリットだけではなく，そのリスクあるいはデメリットについても完全な開示を受ける，②患者自身がそれを理解する，③その医療行為に対して自発的な意思決定をする（患者は自己決定権とそのための能力を有する），④治療プランに同意している，ということである。もち

ろん患者は治療プランを拒否する権利も有する。

　その際に心理職として心しなければならないのは，患者にとって必要な情報をアセスメントしたうえで，理解できるように十分かつ適切に説明することである。そのためには，まず治療の選択を迫られた患者が適正に考えることのできる，安心した心理的環境をつくることである。それによって，患者にとって何が大事なのかという人生上の優先順位を明らかにし，患者主体の意思決定を支援することができる。また，患者の意思決定を支援するうえでは，家族との関わりをどのように調整するかを考えることも重要な問題である。

　これまでの医療場面では，主に医師や看護師がその役割を担ってきたが，今後は心理職にもその役割が求められる可能性がある。すなわち，医療に関わる心理職は，患者情報についての守秘義務，インフォームドコンセント，医療的な利益相反などに関連した患者の利益第一原則，自己決定権，および公平・正義を支えるうえで，医療倫理について敏感でなければならない。そのため心理職者には，医療場面での法的責任や倫理的問題について十分に理解しながら，患者と関わる技量が求められる。

守　秘　義　務

2005 年に施行されたいわゆる個人情報保護法により，医療機関は患者の個人情報の適切な取得・管理・利用について法的義務を負っている。公認心理師法においても「公認心理師は，正当な理由がなく，その業

★個人情報保護法　　　　　　　　　　　　　　　　　　*Column* ❶
　「個人情報の保護に関する法律」（個人情報保護法）は，個人情報の適正な取り扱いに関連する事項を定めた法律で，2005 年に全面施行した。特に医療領域では 2017 年に，同法改正をふまえて，厚生労働省から「医療・介護関係事業者における個人情報の適切な取扱いのためのガイダンス」「医療情報システムの安全管理に関するガイドライン　第 5 版」が公示されている。

務に関して知り得た人の秘密を漏らしてはならない」（第41条）とあり，秘密保持義務が厳格に規定されている。正当な理由とは，裁判や司法手続きのほか，法手続きに基づく理由，人命に関わる非常事態などである。秘密保持義務は，同法に「公認心理師でなくなった後においても，同様とする」とあるように，一生涯厳格に持ち続けなければならない義務で，違反には罰則規定がある（第46条）。

　公認心理師は，常日頃から，個人の情報の保護に関する法律を熟知し，専門家同士の連携による情報共有では，細心の注意と厳格な姿勢をもたなければならない。特に，メールやウェブ上での電子情報のやりとりには，最大限の注意が必要である。

　　　　　　　　　　　　インフォームドコンセントの場面におい

アドボカシー（権利擁護）

て心理職が担いうる役割は，医師や看護師などとは異なる視点から患者や家族を仲介する，あるいは患者の疑問の理解を支援する，といったものである。こうした役割は基本的には医師の指示のもとに行われるが，心理職の専門性によって，より安心・安全に行われる必要がある。その際に問われるのが，患者の主体性と権利を侵害することのない倫理性である。

　このような医療場面での倫理性については，アドボカシー（権利擁護）の視点がきわめて重要である。アドボカシーとは，患者が自分の欲求や気持ちを表現することを支え，さらには患者自身の価値観に基づいて行った意思決定を尊重し，患者にとって最善の生活が可能になるように援助することである。アドボカシーは，医療専門家によるパターナリズム（医療父権主義）の行使とは対極にある考えであるが，実際の医療場面では，患者自身，患者を

取り巻く家族や支援者との間で，期待や意思に食い違いが生じることにより，倫理的ジレンマが生じることが少なくない。

5 心理職が出合う倫理的判断と臨床的判断

臨床的判断のジレンマ

チーム医療が一般的になりつつある現在，医療場面に医師や看護師以外の他職種の人が関わってくることが多くなったことで，臨床倫理の問題がよりいっそう重要になってきている。白浜（2001）は，臨床倫理を「クライアントと医療関係者が，日常的な個々の診療において発生する倫理的な問題点について，お互いの価値観を尊重しながら，最善の対応を模索していくこと」と定義し，患者のケアの向上をめざすとともに，家族や医療者をもケアするものであると述べている。しかし，実際の医療場面では患者対応をめぐって常に難しい臨床的判断を迫られており，しばしば医療倫理と臨床的判断とのジレンマをかかえることが少なくない。持留・八代（2017）は，治療方法を選択する場面において患者と家族の考えや意見が食い

★ 医療父権主義 *Column* ❷
　患者の最善の利益を決定する権利と責任は医師側にあり，医師は自己の専門的判断を行うべきで，患者はすべて医師に委ねればよい，という考え方。温情主義とも訳される。伝統的な医の倫理の発想である。患者主権主義と対比される。

★ チーム医療 *Column* ❸
　厚生労働省は「チーム医療の推進に関する検討会報告書」（2010 年 3 月 19日）において，チーム医療とは，「医療に従事する多種多様な医療スタッフが，各々の高い専門性を前提に，目的と情報を共有し，業務を分担しつつも互いに連携・補完し合い，患者の状況に的確に対応した医療を提供すること」としている。

違い，患者と家族どちらの意見を優先させるべきか判断がつかない，あるいは，治療方針について看護師や他職種との共通理解や組織的対応が円滑に進まない，などの倫理的ジレンマを指摘している。

その一例として，赤林・大林（2002）では，急性白血病と診断された女子中学生が症状に関する疑問への回答を医師に求めているのに，両親は病名を伏せることを求め，主治医は患児の性格と両親の意をくんで診断名を伏せているが，看護師は現状の対応に疑問を感じている，というようなケースをあげている。このような医療倫理のジレンマは決してまれではない。

医療倫理の４分割法とは，A. R. ジョン

医療倫理の４分割法

センら（Jonsen et al., 2006）が示した倫理的な症例検討の考え方で，日常診療において生じる倫理的課題を

表15-2　医療倫理の４分割法	
医学的適応（恩恵と無害性） 1. 診断と予後 2. 治療目標の確認 3. 医学の効用とリスク 4. 無益性	患者の選好（自律性尊重） 1. 患者の判断能力 2. インフォームドコンセント 3. 治療の拒否 4. 事前の意思性 5. 代理決定
QOL（幸福追求） 1. QOL の定義と評価（身体的・心理的・社会的） 2. 誰がどのような基準で決めるか 　・偏見の危険 　・何が患者にとって最善か 3. QOL に影響を及ぼす因子	周囲の状況（効用と公正） 1. 家族などの他者の利益 2. 守秘義務 3. 経済的側面，公共の利益 4. 施設の方針，診療形態，研究教育 5. 法律，研修 6. 宗　教 7. その他

（出所）　白浜，2001 を改変。

認識し，分析し，解決しようとする試みである。それは要支援者（患者だけではなく患者家族や患者に関係する人）と医療者が，日常的な個々の診療において，互いの価値観の違いを認識しあいながら，双方にとって最善の対応を模索していく作業である。具体的には，①医学的適応，②患者の選好，③周囲の状況，④QOL の 4 項目についての検討を行うものである（表 15-2）。

なお，医療的対応の優先順位としては，医学的適応から QOL まで時計回りで，支援内容を検討することが望ましいとされている。

医療記録の管理

医療領域では，相談内容や診療結果を記録・管理することは，きわめて重要な作業である。医師法第 24 条において，医師は医療行為の記録を義務づけられている。また，医療法第 21 条では，診療記録のほかに，諸検査，施術所見，安全管理体制等，診療に関する諸記録の，2 年以上の保管が義務づけられている。公認心理師法の義務等（第 4 章）第 42 条（連携等）をふまえると，公認心理師にもこうした責任が生じると考えるのは自然である（日本心理研修センター，2018）。多職種連携が求められる今日の医療現場では，他職種に対しても自身の専門性に基づく見立てや支援について明確に伝え，より効果的なチーム医療を行うことが期待される。そのためにも，医療文化に根ざした共通性のある，よりわかりやすい簡潔な記録の作成を心がける必要がある。

それでは，記録にはどのような内容が記載される必要があるのだろうか。私たち心理職が臨床的に必要十分な説明責任が果たせる記録内容であることが望ましい，というのが基本である。八木（2012）は，①臨床的に必要かつ十分な説明責任が果たせる記録

表 15-3　SOAP

S（subjective data）　患者からの主観的情報。相談事，主訴，要望，自覚症状
O（objective data）　支援者の行動観察，検査データなどの客観的情報
A（assessment）　問題に対する支援者の分析，評価，見立て
P（plan）　見立てに基づいた支援計画。介入方法，他職種への照会，引き継ぎ

を作成すること，②明解で具体的に記述すること，③専門用語・略語は避けること，④第三者に関する記載，家族介入の記入に十分注意すること，⑤名誉毀損を避けること，などをあげている。そのうえで，さまざまな医療関連専門職によって広く認知されている基本的な診療記録形式として，SOAP を取り上げている。

SOAP

SOAP とは，subjective data（主観的情報），objective data（客観的情報），assessment（アセスメント），plan（プラン，治療・支援計画）の 4 つの部分からなる記録形式であり，支援計画を策定する場合に有用な記録システムであるとされている（表 15-3）。

　インフォームドコンセント，アドボカシーなどの言葉が心理支援の領域においても浸透するようになるにつれて，患者保護の視点がよりいっそう求められるようになってきた。八木（2012）は，対人援助職は目にみえないサービスであるため，その取り組みの効果を裏づけることが非常に難しい領域であると述べている。つまり，自分が心理職としてどのような支援を提供したか，またその支援の判断基準が適正なものであったかを，常に問われることになる。したがって，適正な支援記録を残すことは，まず第一に患者の権利保障と保護のためであるが，次いで心理職にとっても法的義務の遵守と説明責任を果たすために重要となる。

今後，心理職が医療領域でその役割を果たすためには，より高い専門性とともに法的責任と倫理性が求められることを十分に自覚しなければならない。

やってみよう／ためしてみよう

　医療場面で心理職が遭遇する倫理的ジレンマとして，どのようなことが考えられるか。話し合ってみよう。

学習文献案内

伊原千晶編著（2012）『心理臨床の法と倫理』日本評論社
赤林朗・大林雅之編著（2002）『ケースブック医療倫理』医学書院

引用・参照文献

第1章　健康とウェルビーイング

外務省海外安全ホームページ
　　http://www.anzen.mofa.go.jp/index.html
健康日本21
　　http://www.kenkounippon21.gr.jp/index.html
厚生労働省
　　http://www.mhlw.go.jp/index.html
厚生労働省感染症情報
　　http://www.mhlw.go.jp/bunya/kenkou/kekkaku-kansenshou.html#infection
国立感染症研究所
　　http://www.nih.go.jp/niid/index.html
日本健康心理学会
　　http://jahp.wdc-jp.com/
ヘンペル，S.／杉森裕樹・大神英一・山口勝正訳（2009）『医学探偵ジョン・スノ
　　ウ——コレラとブロード・ストリートの井戸の謎』日本評論社
Engel, G. L. (1977) The need for a new medical model: A challenge for biomedi-
　　cine. *Science*, 196, 129-136.
Marks, D. F. et al. (2005) *Health Psychology: Theory, Research and Practice*, 2nd
　　ed. SAGE.
Matarazzo, J. D. (1980) Behavioral health and behavioral medicine: Frontiers for
　　a new health psychology. *American Psychologist*, 35, 807-817.

第2章　健康リスクへのアプローチ

グリーン，W. L.・クロイター，M. W.／神馬征峰訳（2005）『実践ヘルスプロモー
　　ション——PRECEDE-PROCEDE モデルによる企画と評価』医学書院
高久史麿・井村裕夫翻訳監修顧問／福島雅典総編集（1994）『メルクマニュアル』
　　第16版，日本語版第1版，メディカルブックサービス
富永祐民・大野良之（1989）『臨床のための疫学入門——がん・循環器疾患を中心
　　に』日本医事新報社出版局
柳川洋編（1991）『疫学マニュアル』第4版，南山堂

第3章　健康心理学と臨床心理学

アントノフスキー，A.／山崎喜比古・吉井清子監訳（2001）『健康の謎を解く——
　　ストレス対処と健康保持のメカニズム』有信堂高文社
氏原寛（1992）「臨床心理学基礎論（総論）」氏原寛ほか編『心理臨床大事典』培風
　　館

大塚義孝（1998）「総論／臨床心理面接」大塚義孝編『現代のエスプリ別冊——心理面接プラクティス』至文堂

藤原勝紀（1992）「臨床心理学の方法論」氏原寛ほか編『心理臨床大事典』培風館

Albee, G. W. & Gullotta, T. P. (eds.) (1997) *Primary Prevention Works*. SAGE.

APA's Center for Workforce Studies.
http://apa.org/workforce/

Engel, G. L. (1980) The clinical application of the biopsychosocial model. *American Journal of Psychiatry,* 137, 535-544.

Kaptein, A. & Weinman, J. (2004) Health psychology: Some introductory remarks. In A. Kaptein & J. Weinman (eds.) *Health Psychology*. Blackwell.

Liossi, C. (2019) *Clinical Health Psychology: A Textbook*. SAGE.

Maddux, J. E. (2002) Stopping the "madness": Positive psychology and the deconstruction of the illness ideology and the DSM. In C. R. Snyder & S. J. Lopez (eds.) *Handbook of Positive Psychology*. Oxford University Press.

Marks, D. F. et al. (2018) *Health Psychology: Theory, Research and Practice*, 5th ed. SAGE.

Sarafino, E. P. (2005) Context and perspectives in health psychology. In S. Sutton et al. (eds.) *The SAGE Handbook of Health Psychology*. SAGE.

Seligman, E. P. & Csikszentmihalyi, M. (2000) Positive psychology: An introduction. *American Psychologist*, 55, 5-14.

第4章　ストレスとウェルビーイング

梅澤勉（1986）「ストレス小委員会報告について」『ストレスと人間科学』1，66-69。

小牧元ほか編（2006）『心身症診断・治療ガイドライン2006』協和企画

ズリラ，T. J. ／丸山晋監訳／中田洋二郎ほか訳（1995）『問題解決療法——臨床的介入への社会的コンピテンス・アプローチ』金剛出版

セリエ，H. ／杉靖三郎ほか訳（1988）『現代社会とストレス』原書改訂版，法政大学出版局

平木典子（1993）『アサーション・トレーニング——さわやかな〈自己表現〉のために』日本・精神技術研究所

ベック，A. T. ほか／坂野雄二監訳／神村栄一ほか訳（1992）『うつ病の認知療法』岩崎学術出版社

マイケンバウム，D. ／上里一郎監訳／根建金男ほか訳（1989）『ストレス免疫訓練——認知的行動療法の手引き』岩崎学術出版社

Bower, J. E. et al. (2008) Benefit finding and physical health: Positive psychological changes and enhanced allostasis. *Social and Personality Psychology Compass,* 2, 223-244.

Cohen, S. et al. (1991) Psychological stress and susceptibility to the common cold. *New England Journal of Medicine*, 325, 606-612.

Crum, A. J. et al. (2017) The role of stress mindset in shaping cognitive, emotional, and physiological responses to challenging and threatening stress. *Anxiety,*

Stress & Coping, 30, 379-395.

Diener, E. & Fujita, F. (1995) Resources, personal strivings, and subjective well-being: A nomothetic and idiographic approach. *Journal of Personality and Social Psychology*, 68, 926-935.

Folkman, S. (2001) Revised coping theory and the process of bereavement. In M. S. Stroebe et al. (eds.) *Handbook of Bereavement Research: Consequences, Coping, and Care*. American Psychological Association.

Graham, S. M. et al. (2008) The positives of negative emotions: Willingness to express negative emotions promotes relationships. *Personality and Social Psychology*, 34, 394-406.

Gross, J. J. (1998) Antecedent-and response-focused emotion regulation: Divergent consequences for experience, expression, and physiology. *Journal of Personality and Social Psychology*, 74, 224-237.

Hobfoll, S. E. (1989) Conservation of resources: A new attempt at conceptualizing stress. *American Psychologist*, 44, 513-524.

Hobfoll, S. E. (2002) Social and psychological resources and adaptation. *Review of General Psychology*, 6, 307-324.

Holmes, T. H. & Rahe, R. H. (1967) The Social readjustment rating scale. *Journal of Psychosomatic Research*, 11, 213-218.

Lazarus, R. S. & Folkman, S. (1984) *Stress, Appraisal, and Coping*. Springer.

McEwen, B. S. (1998) Protective and damaging effects of stress mediators. *New England Journal of Medicine*, 338, 171-179.

Pennebaker, J. W. et al. (1988) Disclosure of traumas and immune function: Health implications for psychotherapy. *Journal of Consulting and Clinical Psychology*, 56, 239-245.

Taylor, S. E. et al. (2000) Biobehavioral responses to stress in females: Tend-and-befriend, not fight-or-flight. *Psychological Review*, 107, 411-429.

第5章　食生活とウェルビーイング

今田純雄（1996）「食行動への心理学的接近」中島義明・今田純雄編『たべる――食行動の心理学』朝倉書店

今田純雄／日本行動科学学会編（2007）『やせる――肥満とダイエットの心理』二瓶社

厚生労働省（2006）「平成17年度 乳幼児栄養調査結果の概要」

厚生労働省（2017）「平成28年 国民健康・栄養調査」

厚生労働省（2018a）「平成29年 国民健康・栄養調査」

厚生労働省（2018b）「平成29年（2017）人口動態統計月報年計（概数）の概況」

外山紀子（2008）『発達としての共食――社会的な食のはじまり』新曜社

日本肥満学会（2000）「新しい肥満の判定と肥満症の診断基準」『肥満研究』6，18-28。

日本肥満学会編集（2016）『肥満症治療ガイドライン 2016』ライフサイエンス出版

日本肥満学会編集（2017）『小児肥満症診療ガイドライン 2017』ライフサイエンス出版

長谷川智子（2012）「食発達からみた貧しさと豊かさ——飢餓と肥満を超えて」『発達心理学研究』23，384-394。

長谷川智子（2017a）「大学生世代の家族の歴史」外山紀子ほか編著『若者たちの食卓——自己，家族，格差，そして社会』ナカニシヤ出版

長谷川智子（2017b）「食行動の生涯にわたる変化」今田純雄・和田有史編『食行動の科学——「食べる」を読み解く』朝倉書店

長谷川智子ほか（2013）「写真法を用いた中学生と大学生の日常の食事と食卓状況の検討の試み——栄養学を専門としない一般教員による一般生徒・学生への適用の可能性について」『学校保健研究』55，35-45。

原光彦（2006）「小児のメタボリックシンドロームの現状」『小児内科』38，1569-1573。

原光彦ほか（2005）「学童におけるメタボリックシンドロームの頻度と身体計測指標の関係について——1992 年と 2002 年の小児生活習慣病予防健診結果の比較から」『肥満研究』11，38-45。

深谷昌志・深谷和子（2001）「子どものやせ願望——見た目を気にする子どもたち」『モノグラフ・小学生ナウ』ベネッセ教育総合研究所

文部科学省（2019）「平成 30 年 学校保健統計調査」

Herman, C. P. & Polivy, J.（1984）A boundary model for the regulation of eating. In A. J. Stunkard & E. Stellar (eds.) *Eating and Its Disorders*. Raven Press.

Ogden, J.（2003）*The Psychology of Eating: From Healthy of Disordered Behavior*. Blackwell.

Shepherd, R.（1985）Dietary salt intake. *Nutrition and Food Science*, 96, 10-11.

Taheri, S.（2006）The link between short sleep duration and obesity: We should recommend more sleep to prevent obesity. *Archives of Diseases in Childhood*, 91, 881-884.

第6章　身体活動・睡眠とウェルビーイング

岩城達也（2008）「就寝前の活動と睡眠環境」堀忠雄編『睡眠心理学』北大路書房

岡浩一朗（2017）『「座りすぎ」が寿命を縮める』大修館書店

岡浩一朗ほか（2014）「高齢者における座り過ぎ——その実態と健康影響および座り過ぎ対策の現状」『ストレス科学研究』29，20-27。

厚生科学審議会地域保健健康増進栄養部会（2018）「『健康日本 21（第二次）』中間評価報告書」

厚生労働省（2012）「国民の健康の増進の総合的な推進を図るための基本的な方針」

厚生労働省（2013）「健康づくりのための身体活動基準 2013」

厚生労働省（2014）「健康づくりのための睡眠指針 2014」

厚生労働省（2018）「平成 29 年 国民健康・栄養調査」

山本由華吏ほか（2000）「睡眠感に影響を及ぼす性格特性——神経症傾向，外向性・内向性についての検討」『健康心理学研究』13，13-22。

Ajzen, I. (1991) The theory of planned behavior. *Organizational Behavior and Human Decision Processes*, 50, 179-211.

Bandura, A. (1991) Self-regulation of motivation through anticipatory and self-reactive mechanisms. In R. A. Dienstbier (ed.) *Current Theory and Research in Motivation, Vol. 38, Nebraska Symposium on Motivation, 1990: Perspectives on Motivation.* University of Nebraska Press.

Bandura, A. (1997) *Self-efficacy: The Exercise of Control.* W. H. Freeman & Co.

Biddle, S. J. et al. (2014) The effectiveness of interventions to increase physical activity among young girls: A meta-analysis. *Preventive Medicine*, 62, 119-131.

Burgard, S. A. & Ailshire, J. A. (2009) Putting work to bed: Stressful experiences on the job and sleep quality. *Journal of Health and Social Behavior*, 50, 476-492.

Burns, R. D. et al. (2017) School-based physical activity interventions and physical activity enjoyment: A meta-analysis. *Preventive Medicine*, 103, 84-90.

Cappuccio, F. P. et al. (2010) Quantity and quality of sleep and incidence of type2 diabetes: A systematic review and meta-analysis. *Diabetes Care*, 33, 414-420.

Conn, V. S. (2010a) Depressive symptom outcomes of physical activity interventions: Meta-analysis findings. *Annals of Behavioral Medicine*, 39, 128-138.

Conn, V. S. (2010b) Anxiety outcomes after physical activity interventions: Meta-analysis findings. *Nursing Research*, 59, 224-231.

Conn, V. S. et al. (2002) Interventions to increase physical activity among aging adults: A meta-analysis. *Annals of Behavioral Medicine*, 24, 190-200.

Conn, V. S. et al. (2003) Evidence-based interventions to increase physical activity among older adults. *Activities, Adaptation & Aging*, 27, 39-52.

Driver, H. S. & Taylor, S. R. (2000) Exercise and sleep. *Sleep Medicine Reviews*, 4, 387-402.

Duggan, L. A. et al. (2014) Personality and healthy sleep: the importance of consciousness and neuroticism. *PLoS ONE*, 9.

Fernández-Mendoza, J. et al. (2010) Cognitive-emotional hyperarousal as a premorbid characteristic of individuals vulnerable to insomnia. *Psychosomatic Medicine*, 72, 397-403.

Friedman, E. M. et al. (2007) Socioeconomic status predicts objective and subjective sleep quality in aging women. *Psychosomatic Medicine*, 69, 682-691.

Gay, J. L. et al. (2011) The relationship of physical activity and the built environment within the context of self-determination theory. *Annals of Behavioral Medicine*, 42, 188-196.

Gollwitzer, P. M. & Sheeran, P. (2006) Implementation intentions and goal achievement: A meta-analysis of effects. *Advances in Experimental Social Psychology*, 38, 69-119.

Granö, N. et al. (2008) Association of hostility with sleep duration and sleep disturbances in an employee population. *International Journal of Behavioral Medicine*, 15, 73-80.

Hawkley, L. C. et al.（2009）Loneliness predicts reduced physical activity: Cross-sectional & longitudinal analyses. *Health Psychology*, 28, 354-363.

Haynes, S. M. et al.（1981）The effects of presleep stress on sleep-onset insomnia. *Journal of Abnormal Psychology*, 90, 601-606.

Inoue, S. et al.（2012）Television viewing time is associated with overweight/obesity among older adults, independent of meeting physical activity and health guidelines. *Journal of Epidemiology*, 22, 50-56.

Irwin, M. R. et al.（2006）Comparative meta-analysis of behavioral interventions for insomnia and their efficacy in middle-aged adults and in older adults 55+ years of age. *Health Psychology*, 25, 3-14.

Jarrin, D. C. et al.（2014）Objective and subjective socioeconomic gradients exist for sleep in children and adolescents. *Health Psychology*, 33, 301-305.

Jennifer, L. G. et al.（2011）The relationship of physical activity and the built environment within the context of self-determination theory. *Annals of Behavioral Medicine*, 42, 188-196.

Kern, M. L. et al.（2010）Predictors of physical activity patterns across adulthood: A growth curve analysis. *Personality and Social Psychology Bulletin*, 36, 1058-1072.

Kiviniemi, M. et al.（2007）How do I feel about the behavior? The interplay of affective associations with behaviors and cognitive beliefs as influences on physical activity behavior. *Health Psychology*, 26, 152-158.

Kowal, J. & Fortier, M. S.（2007）Physical activity behavior change in middle-aged and older woman: The role of barriers and of environmental characteristics. *Journal of Behavioral Medicine*, 30, 233-242.

Krakow, B. et al.（2002）Nightmare frequency in sexual assault survivors with PTSD. *Journal of Anxiety Disorders*, 16, 175-190.

Marques, D. X. & McAuley, E.（2006）Social cognitive correlates of leisure time physical activity among latinos. *Journal of Behavioral Medicine*, 29, 281-289.

Mellman, T. A. et al.（1995）Nocturnal/daytime urine noradrenergic measures and sleep in combat-related PTSD. *Biological Psychiatry*, 38, 174-179.

Mezick, E. J. et al.（2008）Influence of race and socioeconomic status on sleep: Pittsburgh SleepSCORE project. *Psychosomatic Medicine*, 70, 410-416.

Morin, C. M. et al.（2003）Role of stress, arousal, and coping skills in primary insomnia. *Psychosomatic Medicine*, 65, 259-267.

OECD（2019）OECD Gender Data Portal 2019: Time Use across the World. https://www.oecd.org/gender/data/OECD_1564_TUSupdatePortal.xlsx（閲覧日：2019 年 3 月 14 日）

Oettingen, G.（2014）*Rethinking Positive Thinking: Inside the New Science of Motivation*. Penguin Random House.（大田直子訳〔2015〕『成功するにはポジティブ思考を捨てなさい──願望を実行計画に変える WOOP の法則』講談社）

Ohayon, M. M. & Shapiro, C. M.（2000）Sleep disturbances and psychiatric disorders associated with posttraumatic stress disorder in the general population. *Comprehensive Psychiatry*, 41, 469-478.

Peterson, M. S. et al. (2013) The association of self-efficacy and parent social support on physical activity in male and female adolescents. *Health Psychology*, 32, 666-674.

Prestwitch, A. et al. (2012) Randomized controlled trial of collaborative implementation intentions targeting working adults' physical activity. *Health Psychology*, 31, 486-495.

Riemann, D. et al. (2001) Sleep and depression-results from psychobiological studies: An overview. *Biological Psychology*, 57, 67-103.

Rogers, R. W. (1983) Cognitive and physiological processes in fear appeals and attitude change: A revised theory of protection motivation. In J. T. Cacioppo & R. E. Petty (eds.) *Social Psychophysiology: A Sourcebook*. Guilford.

Ross, R. et al. (1989) Sleep disturbance as the hallmark of posttraumatic stress disorder. *American Journal of Psychiatry*, 146, 697-707.

Ross, R. J. et al. (1994) Rapid eye movement sleep disturbance in posttraumatic stress disorder. *Biological Psychiatry*, 35, 195-202.

Salmon, J. et al. (2003) Physical activity and sedentary behavior: A population-based study of barriers, enjoyment, and preference. *Health Psychology*, 22, 178-188.

Schuch, F. B. et al. (2018) Physical activity and incident depression: A meta-analysis of prospective cohort studies. *American Journal of Psychiatry*, 175, 631-648.

Siceloff, E. R. et al. (2014) Physical activity as a mediator linking neighborhood environmental supports and obesity in African Americans in the path trial. *Health Psychology*, 33, 481-489.

Sivertsen, B. et al. (2012) The bidirectional association between depression and insomnia: The HUNT study. *Psychosomatic Medicine*, 74, 758-765.

Stacey, F. G. et al. (2015) A systematic review and meta-analysis of social cognitive theory-based physical activity and/or nutrition behavior change interventions for cancer survivors. *Journal of Cancer Survivorship*, 9, 305-338.

Stadler, G. et al. (2009) Physical activity in women: Effects of a self-regulation intervention. *American Journal of Preventive Medicine*, 36, 29-34.

Thaler, R. H. & Sustein, C. R. (2008) *Nudge: Improving Decisions about Health, Wealth, and Happiness*. Yale University Press.（遠藤真美訳〔2009〕『実践行動経済学——健康，富，幸福への聡明な選択』日経 BP 社）

Vancampfort, D. et al. (2016) Prevalence and predictors of treatment dropout from physical activity interventions in schizophrenia: A meta-analysis. *General Hospital Psychiatry*, 39, 15-23.

Voss, U. et al. (2006) Role of monitoring and blunting coping styles in primary insomnia. *Psychosomatic Medicine*, 68, 110-115.

Watson, A. et al.（2017）Effect of classroom-based physical activity interventions on academic and physical activity outcomes: A systematic review and meta-analysis. *International Journal of Behavioral Nutrition and Physical Activity*, 14, 114.

WHO（2010）Grobal Recommendations on Physical Activity for Health.
http://whqlibdoc.who.int/publications/2010/9789241599979_eng.pdf
（宮地元彦・久保絵里子訳〔2012〕『健康のための身体活動に関する国際勧告（WHO）日本語版』
https://www.nibiohn.go.jp/files/kenzo20120306.pdf）

Winokur, A. et al.（2001）Depression, sleep physiology, and antidepressant drugs. *Depression & Anxiety*, 14, 19-28.

Yang, P. et al.（2012）Exercise training improves sleep quality in middle-aged and older adults with sleep problems: A systematic review. *Journal of Physiotherapy*, 58, 157-163.

Yoshida, H. et al.（1998）Effects of the timing of exercise on the night sleep. *Psychiatry and Clinical Neurosciences*, 52, 139-140.

Zawadzki, M. J. et al.（2013）Rumination and anxiety mediate the effect of loneliness on depressed mood and sleep quality in college students. *Health Psychology*, 32, 212-222.

Zoccola, P. et al.（2009）Rumination predicts longer sleep onset latency after an acute psychosocial stressor. *Psychosomoatic Medicine*, 71, 771-775.

第7章　感情と健康リスク

池見西次郎（1977）「心身症の新しい考え方——神経症・不定愁訴との鑑別」『日本医事新報』2775，3-8。

池見西次郎（1979）「教育の原点としての精神生理——TA から人間学派への展開」『交流分析研究』4，1-10。

石原俊一ほか（2015）「心疾患患者におけるタイプ D パーソナリティ尺度の開発」『健康心理学研究』27，177-184。

伊丹仁朗ほか（1994）「笑いと免疫能」『心身医学』34，565-571。

岡孝和ほか（2011）「『失体感症』概念のなりたちと，その特徴に関する考察」『心身医学』51，978-985。

小川時洋ほか（2000）「一般感情尺度の作成」『心理学研究』71，241-246。

久保千春（2011）「心身医学研究の展望」『学術の動向』16，46-51。

警察庁（2018）「平成 29 年におけるストーカー事案及び配偶者からの暴力事案等への対応状況について」
https://www.npa.go.jp/safetylife/seianki/stalker/H29STDV_taioujoukyou_shousai.pdf

河野和明（2010）「感情と進化」大平英樹編『感情心理学・入門』有斐閣

後藤和史（2017）「教職員のわいせつ行為のニュース記事のテキストマイニングによる分析」『瀬木学園紀要』11，102-112。

後藤和史 (2018)「教職員のわいせつ行為のニュース記事のテキストマイニングによる分析(2)――年代コホートと時季との関連」『瀬木学園紀要』12, 3-13。

澤田匡人 (2008)「シャーデンフロイデの喚起に及ぼす妬み感情と特性要因の影響」『心理学研究』16, 36-48。

下光輝一ほか (1995)「行動医学を語る」『行動医学研究』2, 37-47。

戸田正直 (1992)『感情――人を動かしている適応プログラム』東京大学出版会

日本心身医学会教育研修委員会 (1991)「心身医学の新しい診療指針」『心身医学』31, 537-573。

日本精神神経学会 (2018)「ICD-11 新病名案」
https://www.jspn.or.jp/uploads/uploads/files/activity/ICD-11Beta_Name_of_
Mental_Disorders%20List(tentative)20180601.pdf

塗師斌 (2005)「自尊感情と性格および感情の関係」『横浜国立大学教育人間科学部紀要I 教育科学』7, 107-114。

前田聰 (1989)「タイプ A 行動パターン」『心身医学』29, 517-524。

横山和仁ほか (1990)「POMS (感情プロフィール検査) 日本語版の作成と信頼性および妥当性の検討」『日本公衆衛生誌』37, 913-918。

吉野槇一ほか (1996)「関節リウマチ患者に対する楽しい笑いの影響」『心身医学』36, 559-564。

Alexander, F. (1950) *Psychosomatic Medicine: Its Principles and Applications*. W. W. Norton & Co.

Chida, Y. et al. (2008) Do stress-related psychosocial factors contribute to cancer incidence and survival? *Nature Reviews Clinical Oncology*, 5, 466-475.

Chida, Y. & Steptoe, A. (2009) The association of anger and hostility with future coronary heart disease: A meta-analytic review of prospective evidence. *Journal of the American College of Cardiology*, 53, 936-946.

Cohen, S. et al. (2003) Emotional style and susceptibility to the common cold. *Psychosomatic Medicine*, 65, 652-657.

Costa, P. T., Jr. & McRae, R. R. (1992) *Revised NEO Personality Inventory (NEO-PI-R) and NEO Five-Factor Inventory (NEO-FFI) Professional Manual*. Psychological Assessment Resources.

Cousins, N. (1979) *Anatomy of an Illness as Perceived by the Patient: Reflections on Healing and Regeneration*. Norton. (松田銑訳〔2001〕『笑いと治癒力』岩波書店)

Denollet, J. et al. (1995) Personality and mortality after myocardial infarction. *Psychosomatic Medicine*, 57, 582-591.

Eysenck, H. J. (1950) *Dimensions of Personality*. Routledge & Kegan Paul.

Friedman, M. & Rosenman, R. H. (1959) Association of specific overt behavior pattern with blood and cardiovascular findings: Blood cholesterol level, blood clotting time, incidence of arcus senilis, and clinical coronary artery disease. *Journal of the American Medical Association*, 169, 1286-1296.

Grossarth-Maticek, R. et al. (1985) Psychosocial and organic variables as predictors of lung cancer, cardiac infarct and apoplexy: Some differential predictors. *Personality and Individual Differences*, 6, 313–321.

Hatfield, E. & Walster, G. W. (1978) *A New Look at Love*. Addison-Wesley.

Ikeda, A. et al. (2008) Type A behaviour and risk of coronary heart disease: The JPHC study. *International Journal of Epidemiology*, 37, 1395–1405.

Kubzansky, L. D. & Winning, A. (2016) Emotions and health. In L. F. Barrett et al. (eds.) *Handbook of Emotions*, 4th ed. Guilford Press.

Kupper, N. & Denollet, J. (2018) Type D personality as a risk factor in coronary heart disease: A review of current evidence. *Current Cardiology Reports*, 20, 104.

Luppino, F. S. et al. (2010) Overweight, obesity, and depression: A systematic review and meta-analysis of longitudinal studies. *Archives of General Psychiatry*, 67, 220–229.

Mckenna, M. C. et al. (1999) Psychosocial factors and the development of breast cancer: A meta-analysis. *Health Psychology*, 18, 520–531.

Meng, L. et al. (2012) Depression increases the risk of hypertension incidence: A meta-analysis of prospective cohort studies. *Journal of Hypertension*, 30, 842–851.

Mezuk, B. et al. (2008) Depression and type 2 diabetes over the lifespan: A meta-analysis. *Diabetes Care*, 31, 2383–2390.

Miller, T. Q. et al. (1996) Meta-analytic review of research on hostility and physical health. *Psychological Bulletin*, 119, 322–348.

Nakaya, N. et al. (2010) Personality traits and cancer risk and survival based on Finnish and Swedish registry data. *American Journal of Epidemiology*, 172, 377–385.

Nemiah, J. C. & Sifneos, P. E. (1970) Psychosomatic illness: A problem in communication. *Psychotherapy and Psychosomatics*, 18, 154–160.

Pan, A. et al. (2012) Bidirectional association between depression and metabolic syndrome: A systematic review and meta-analysis of epidemiological studies. *Diabetes Care*, 35, 1171–1180.

Rosenman, R. et al. (1964) A predictive study of coronary heart disease: The Western Collaborative Group Study. *Journal of the American Medical Association*, 189, 15–22.

Rotella, F. & Mannucci, E. (2013) Depression as a risk factor for diabetes: A meta-analysis of longitudinal studies. *Journal of Clinical Psychiatry*, 74, 31–37.

Sifneos, P. E. (1972) *Short-term Psychotherapy and Emotional Crisis*. Harvard University Press.

Sifneos, P. E. (1973) The prevalence of 'alexithymic' characteristics in psychosomatic patients. *Psychotherapy and Psychosomatics*, 22, 255–262.

Suls, J. & Bunde, J. (2005) Anger, anxiety, and depression as risk factors for cardiovascular disease: The problems and implications of overlapping affective dispositions. *Psychological Bulletin*, 131, 260-300.

Taylor, G. J. et al.（1985）Toward the development of a new self-report alexithymia scale. *Psychotherapy and Psychosomatics*, 44, 191-199.

Taylor, G. J. et al.（1999）*Disorders of Affect Regulation: Alexithymia in Medical and Psychiatric Illness*. Cambridge University Press.

Temoshok, L.（1987）Personality, coping style, emotion and cancer: Towards an integrative model. *Cancer Surveys*, 6, 545-567.

Watson, D. & Clark, L. A.（1984）Negative affectivity: The disposition to experience aversive emotional states. *Psychological Bulletin*, 96, 465-490.

WHO（2018）International Classification of Diseases 11th Revision: The Global Standard for Diagnostic Health Information.
https://icd.who.int/

Williams, J. R. et al.（1980）Type A behavior, hostility, and coronary atherosclerosis. *Psychosomatic Medicine*, 42, 539-549.

第8章　行動と健康リスク

警察庁（2020）「令和元年中の交通事故死者数について」
https://www.e-stat.go.jp/stat-search/file-download?statInfId=000031898049&fileKind=2

厚生労働省（2001）「平成12年　乳幼児身体発育調査報告書」
https://www.mhlw.go.jp/houdou/0110/h1024-4.html

日本たばこ産業（2018）「全国たばこ喫煙者率調査」

第9章　発達・加齢に伴う健康リスクと支援

大竹恵子編著（2016）『保健と健康の心理学——ポジティブヘルスの実現』ナカニシヤ出版

古谷野亘ほか（1986）「地域老人における活動能力の測定をめざして」『社会老年学』23，35-43。

古谷野亘ほか（1987）「地域老人における活動能力の測定——老研式活動能力指標の開発」『日本公衆衛生雑誌』34，109-114。

古谷野亘・柴田博（1992）「老研式活動能力指標の交差妥当性——因子構造の不変性と予測的妥当性」『老年社会科学』14，34-42。

斎藤民ほか（2015）「高齢者の外出行動と社会的・余暇的活動における性差と地域差　JAGESプロジェクトから」『日本公衆衛生雑誌』62，596-608。

田渕恵・三浦麻子（2019）「創造的課題における高齢者と若年者の世代間相互作用の特徴」『老年社会科学』41，322-330。

根本裕太ほか（2018）「若年層と高年層における世代内／世代間交流と精神的健康状態との関連」『日本公衆衛生雑誌』65，719-729。

Erikson, E. H. & Erikson, J. M.（1997）*The Life Cycle Completed: A Review*（Expanded Version）. W. W. Norton & Company.（村瀬孝雄・近藤邦夫訳〔2001〕『ライフサイクル，その完結』増補版，みすず書房）

Koyano H. et al. (1991) Measurement of competence: Reliability and validity of the TMIG-Index of Competence. *Archives of Gerontology and Geriatrics*, 13, 103-116.

Mehta, L. S. et al. (2016) Acute myocardial infarction in women: A scientific statement from the American Heart Association. *Circulation*, 133, 916-947.

Nelson, S. K. et al. (2014) The pains and pleasures of parenting: When, why, and how is parenthood associated with more or less well-being? *Psychological Bulletin*, 140, 846-895.

WHO (1984) The uses of epidemiology in the study of the elderly: Report of a WHO Scientific Group on the Epidemiology of Aging. *WHO Technical Report Series*, 706.

第10章　働く人の健康リスクと支援

うつ病リワーク研究会／秋山剛監修（2009）『うつ病リワークプログラムのはじめ方』弘文堂

厚生労働省（2012）「心の健康問題により休業した労働者の職場復帰支援の手引き」改訂

厚生労働省（2015）「改正労働安全衛生法に基づくストレスチェック制度について」

厚生労働省（2016）「労働安全衛生法に基づくストレスチェック制度実施マニュアル」改訂

島津明人（2014）『ワーク・エンゲイジメント——ポジティブ・メンタルヘルスで活力ある毎日を』労働調査会

島津明人研究代表（2016〜18）「労働生産性の向上に寄与する健康増進手法の開発に関する研究」
https://hp3.jp/project/php

島津明人（2017）「ワーク・ライフ・バランスと健康」島津明人編著『産業保健心理学』ナカニシヤ出版

島津明人編集代表（2018）『Q&A で学ぶワーク・エンゲイジメント——できる職場のつくりかた』金剛出版

下光輝一ほか（2000）「『ストレス測定』研究グループ報告」『労働省　平成11年度「作業関連疾患の予防に関する研究」労働の場におけるストレス及びその健康影響に関する研究報告書』東京医科大学衛生学公衆衛生学教室，116-229。

首相官邸（2016）「働き方改革実現会議」
http://www.kantei.go.jp/jp/singi/hatarakikata/（閲覧日：2019年4月17日）

ストレスチェック実務Q&A編集委員会編（2018）『集団分析・職場環境改善版　産業医・産業保健スタッフのためのストレスチェック実務Q&A』産業医学振興財団

堤明純（2019）「努力—報酬不均衡モデル」『産業ストレス研究』26，243-248。

特定非営利活動法人健康経営研究会（2014）
http://kenkokeiei.jp/（閲覧日：2019年10月22日）

Bakker, A. B. ほか（2013）「ワーク・エンゲイジメントとジョブ・クラフティング

　　──いきいきとした労働者は働きやすい職場を自ら作り出す」『産業医学ジャーナル』36，52-63。

Bakker, A. B. & Demerouti, E. (2007) The Job Demands-Resources model: State of the art. *Journal of Managerial Psychology*, 22, 309-328.

Hobfoll, S. E. et al. (2003) Resource loss, resource gain, and emotional outcomes among inner city women. *Journal of Personality & Social Psychology*, 84, 632-643.

Hurrell, J. J., Jr. & McLaney, M. A. (1988) Exposure to job stress: A new psychometric instrument. *Scandinavian Journal of Work, Environment, & Health*, 14 (supplement 1), 27-28.

Johnson, J. V. & Hall, E. M. (1988) Job strain, work place social support, and cardiovascular disease: A cross-sectional study of a random sample of the Swedish working population. *American Journal of Public Health*, 78, 1336-1342.

Karasek, R. A., Jr. (1979) Job demands, job decision latitude, and mental strain: Implications for job redesign. *Administrative Science Quarterly*, 24, 285-308.

Kompier, M. & Cooper, C. (eds.) (1999) *Preventing Stress, Improving Productivity: European Case Studies in the Workplace*. Routledge.

Maslach, C. & Leiter, M. P. (1997) *The Truth about Burnout: How Organizations Cause Personal Stress and What to Do about It*. Jossey-Bass.

Osatuke, K. et al. (2009) Civility, respect, engagement in the workforce (CREW): Nationwide organization development intervention at veterans health administration. *Journal of Applied Behavioral Science*, 45, 384-410.

Schaufeli, W. B. et al. (2002) The measurement of engagement and burnout: A two sample confirmatory factor analytic approach. *Journal of Happiness Studies*, 3, 71-92.

Schaufeli, W. B. & Bakker, A. B. (2004) Job demands, job resources, and their relationship with burnout and engagement: A multi-sample study. *Journal of Organizational Behavior*, 25, 293-315.

Shimazu, A. et al. (2012) Validation of the Japanese version of the recovery experience questionnaire. *Journal of Occupational Health*, 54, 196-205.

Siegrist, J. (1996) Adverse health effects of high-effort/low-reward conditions. *Journal of Occupational Health Psychology*, 1, 27-41.

Sonnentag, S. (2003) Recovery, work engagement, and proactive behavior: A new look at the interface between nonwork and work. *Journal of Applied Psychology*, 88, 518-528.

Tsutsumi, A. et al. (2009) Participatory intervention for workplace improvements on mental health and job performance among blue-collar workers: A cluster randomized controlled trial. *Journal of Occupational and Environmental Medicine*, 51, 554-563.

United Nations (2015) Sustainable Development Knowledge Platform. https://sustainabledevelopment.un.org/sdgs（閲覧日：2019 年 4 月 17 日）

WHO (2017) World Mental Health Day 2017: Mental Health in the Workplace. http://www.who.int/mental_health/world-mental-health-day/2017/en/（閲覧日：2019 年 4 月 17 日）

Wrzesniewski, A. & Dutton, J. E. (2001) Crafting a job: Revisioning employees as active crafters of their work. *Academy of Management Review*, 26, 179-201.

第 11 章　医療における行動と心理

鴨志田恵一（1996）「『糖尿病のセルフコントロール』をどう考えるか」『日本保健医療行動科学会年報』11, 15-22。

佃志津子・大川一郎（2016）「病いの語りにみるがん体験後のポジティブな変化の契機」『筑波大学心理学研究』51, 83-95。

日本ペインクリニック学会用語委員会（2012）「国際疼痛学会　痛み用語 2011 年版リスト」
https://www.jspc.gr.jp/Contents/public/pdf/yogo_itami2011.pdf

パーソンズ，T.／田野崎昭夫監訳（1992）『社会体系と行為理論の展開』誠信書房

前田国見（1999）「患者の性格的問題──血液透析，CAPD 患者についての精神心理テストの結果から」富野康日己編集『透析患者のための臨床心理的アプローチ──こころのケアの実際』文光堂

Allison, P. J. et al. (2003) Dispositional optimism predicts survival status 1 year after diagnosis in head and neck cancer patients. *Journal of Clinical Oncology*, 21, 543-548.

Carver, C. S. & Antoni, M. H. (2004) Finding benefit in breast cancer during the year after diagnosis predicts better adjustment 5 to 8 years after diagnosis. *Health Psychology*, 23, 595-598.

de Rooij, B. H. et al. (2019) Patients' information coping styles influence the benefit of a survivorship care plan in the ROGY care trial: New insights for tailored delivery. *Cancer*, 125, 788-797.

International Association for the Study of Pain (2011) Classification of Chronic Pain, Second Edition (Revised).
https://www.iasp-pain.org/PublicationNews/Content.aspx?ItemNumber=1673

Lechner, S. C. et al. (2006) Curvilinear associations between benefit finding and psychosocial adjustment to breast cancer. *Journal of Consulting and Clinical Psychology*, 74, 828-840.

Leventhal, H. et al. (2003) The common-sense model of self-regulation of health and illness. In L. D. Cameron & H. Leventhal (eds.) *The Self-Regulation of Health and Illness Behaviour*. Routledge.

Mechanic, D. (1995) Sociological dimensions of illness behavior. *Social Science & Medicine*, 41, 1207-1216.

Milam, J. (2006) Posttraumatic growth and HIV disease progression. *Journal of Consulting and Clinical Psychology*, 74, 817-827.

Miller, S. M. (1995) Monitoring versus blunting styles of coping with cancer influence the information patients want and need about their disease: Implications for cancer screening and management. *Cancer*, 76, 167-177.

Peterson, C. et al. (1988) Pessimistic explanatory style is a risk factor for physical illness: A thirty-five-year longitudinal study. *Journal of Personality and Social Psychology*, 55, 23-27.

Taylor, S. E. et al. (1992) Optimism, coping, psychological distress, and high-risk sexual behavior among men at risk for acquired immunodeficiency syndrome (AIDS). *Journal of Personality and Social Psychology*, 63, 460-473.

Wallerstein, N. (1992) Powerlessness, empowerment, and health: Implications for health promotion programs. *American Journal of Health Promotion*, 6, 197-205.

Wallston, K. A. & Wallston, B. S. (1981) Health locus of control scales. In H. Lefcourt (ed.) *Research with the Locus of Control Construct, Vol. 1*. Academic Press.

Weinstein, N. D. et al. (2005) Smokers' unrealistic optimism about their risk. *Tobacco Control*, 14, 55-59.

第 12 章　健康・医療心理学の臨床的展開

大木桃代 (2014)「総論」大木桃代編著 (2014)『がん患者のこころに寄り添うために――サイコオンコロジーの基礎と実践 サイコロジスト編』真興交易医書出版部

大木桃代 (2019)「がん患者と家族への支援・サイコオンコロジー」『家族心理学年報』37，109-118。

大野誠 (2011)「肥満，肥満症と生活習慣病のかかわり」大野誠・大野久美子『肥満症の生活指導――行動変容のための実践ガイド』医歯薬出版

久保克彦 (2006)「糖尿病患者に対するエンパワーメント・カウンセリング」石井均・久保克彦編著『実践糖尿病の心理臨床』医歯薬出版

小池眞規子 (2014)「緩和ケア」大木桃代編著『がん患者のこころに寄り添うために――サイコオンコロジーの基礎と実践 サイコロジスト編』真興交易医書出版部

厚生労働省 (2011)「『チーム医療推進のための基本的な考え方と実践的事例集』取りまとめ」
https://www.mhlw.go.jp/stf/shingi/2r9852000001ehf7.html（更新日：2011 年 6 月 6 日，閲覧日：2019 年 6 月 10 日）

厚生労働省 (2017)「平成 28 年 国民健康・栄養調査報告」
https://www.mhlw.go.jp/bunya/kenkou/eiyou/h28-houkoku.html（更新日：2018 年 9 月 11 日，閲覧日：2019 年 6 月 9 日）

厚生労働省 (2018a)「平成 29 年 (2017) 人口動態統計（確定数）の概況」
https://www.mhlw.go.jp/toukei/saikin/hw/jinkou/kakutei17/index.html（更新日：2018 年 9 月 7 日，閲覧日：2019 年 6 月 9 日）

厚生労働省 (2018b)「平成 28 年度 国民医療費の概況」
https://www.mhlw.go.jp/toukei/saikin/hw/k-iryohi/16/index.html（更新日：

2018 年 9 月 21 日，閲覧日：2019 年 6 月 9 日）

厚生労働省（2018c）「がん対策推進基本計画」

　https://www.mhlw.go.jp/stf/seisakunitsuite/bunya/0000183313.html（閲覧日：2019 年 7 月 10 日）

厚生労働省（2019）「平成 29 年（2017）人口動態統計（報告書）」

　https://www.mhlw.go.jp/toukei/saikin/hw/jinkou/houkoku17/index.html（更新日：2019 年 4 月 26 日，閲覧日：2019 年 6 月 9 日）

佐伯俊成（2004）「がん患者と家族に対する心理社会的介入」『心身医学』44，495-501。

チーム医療推進協議会

　http://www.team-med.jp/　（閲覧日：2019 年 6 月 11 日）

糖尿病データマネジメント研究会（JDDM）（2018）「基礎集計資料 2017 年度」

　http://jddm.jp/data/index-2017.html（更新日：2018 年 8 月 3 日，閲覧日：2019 年 6 月 9 日）

長村文孝（2014）「がん関連の臨床研究」大木桃代編著（2014）『がん患者のこころに寄り添うために――サイコオンコロジーの基礎と実践　サイコロジスト編』真興交易医書出版部

日本糖尿病学会編（2013）『科学的根拠に基づく糖尿病診療ガイドライン 2013』南江堂

日本糖尿病学会編著（2016）『糖尿病診療ガイドライン 2016』南江堂

忽滑谷和孝（2014）「生活習慣病とメンタルヘルス」『日本職業・災害医学会会誌』62，316-321。

矢野広（2018）「人体の構造と機能および疾病」福島哲夫編集責任／尾久裕紀ほか編集『公認心理師必携テキスト』学研メディカル秀潤社

山﨑義光（2017）『オーダーメイド医療をめざした――生活習慣病の遺伝子診断ガイド』第 2 版，日本医事新報社

Bandura, A.（1978）The self system in reciprocal determinism. *American Psychologist*, 33, 344-358.

Holland, J. C.& Rowland, J. H.（1989）*Handbook of Psychooncology: Psychological Care of the Patient with Cancer*. Oxford University Press.（河野博臣・濃沼信夫・神代尚芳監訳〔1993〕『サイコオンコロジー――がん患者のための総合医療』メディサイエンス社）

Kübler-Ross, E.（1969）*On Death and Dying*. Simon & Schuster.（川口正吉訳〔1971〕『死ぬ瞬間――死にゆく人々との対話』読売新聞社／鈴木晶訳〔1998〕『死ぬ瞬間――死とその過程について』完全新訳改訂版，読売新聞社）

Morton, R. L. & Sellars, M.（2019）From patient-centered to person-centered care for kidney diseases. *Clinical Journal of the American Society of Nephrology*, 14, 623-625.

Nakamura, T. et al.（2001）Magnitude of sustained multiple risk factors for ischemic heart disease in Japanese employees: A case-control study. *Japanese Circulation Journal*, 65, 11-17.

WHO（2002）WHO Definition of Palliative Care.
　http://www.who.int/cancer/palliative/definition/en/
　（日本ホスピス緩和ケア協会〔2018〕「ホスピス緩和ケアの歴史と定義」
　https://www.hpcj.org/what/definition.html〔閲覧日：2019年3月20日〕）

第13章　医療におけるコミュニケーションと課題

明智龍男（2017）「チーム医療において心理職が知っておく基礎知識」『精神療法』
　43，827-831。

池崎澄江（2003）「患者医師間コミュニケーションを重視する“相互参加型医療”
　の提唱」『医学教育』34，223-228。

石川ひろの（2011）「ヘルスコミュニケーションとヘルスリテラシー」『保健医療社
　会学論集』22，16-21。

岩満優美ほか（2009）「緩和ケアチームが求める心理士の役割に関する研究——フ
　ォーカスグループインタビューを用いて」*Palliative Care Research*, 4, 228-234。

内富庸介・藤森麻衣子（2007）『がん医療におけるコミュニケーション・スキル
　——悪い知らせをどう伝えるか』医学書院

遠藤公久（2014）「がんとグループカウンセリング」大木桃代編著『がん患者のこ
　ころに寄り添うために——サイコオンコロジーの基礎と実践　サイコロジスト編』
　真興交易医書出版部

小川朝生・内富庸介編／医療研修推進財団監修（2009）『精神腫瘍学クイックリフ
　ァレンス』医療研修推進財団

小川祐子ほか（2015）「外来がん患者が抱える主治医と話すことへのためらいと患
　者のコミュニケーション行動との関連」『行動医学研究』21，22-30。

小谷英文（1990）「集団心理療法」小此木啓吾ほか編『臨床心理学大系第7巻　心理
　療法1』金子書房

末永淳子ほか（2005）「がん告知の状況から見えたもの——当院受診患者および地
　域住民へのアンケート結果より」『看護学雑誌』69，155-159。

杉本なおみ（2005）『医療者のためのコミュニケーション入門』精神看護出版

常住亜衣子ほか（2013）「医療面接における医師・患者間コミュニケーションスキ
　ル評価尺度——文献レビューと尺度構成項目の分析」『医学教育』44，335-344。

冨岡直ほか（2013）「多職種協働のために精神科リエゾンチームの心理職に求めら
　れること——チームの内と外，二側面による検討」『総合病院精神医学』25，33-
　40。

中川薫（2001）「患者アウトカムとの関連からみた医師患者間のコミュニケーショ
　ンに関する文献学的検討」『保健医療社会学論集』12，32-46。

西垣悦代（2005）「関係性の視点からみた日本の医師患者コミュニケーション」『日
　本保健医療行動科学会年報』20，157-172。

西垣悦代（2008）「医師に対する信頼の観点からみた日本の患者タイプの特徴」『健
　康心理学研究』21，1-9。

長谷川万希子（2007）「患者満足度とは何か」松村真司・箕輪良行編『コミュニケ
　ーションスキル・トレーニング——患者満足度の向上と効果的な診療のために』

医学書院

町田いづみ・保坂隆（2001）『医療コミュニケーション入門——コミュニケーション・スキル・トレーニング』星和書店

松村真司（2007）「なぜコミュニケーションスキルが必要なのか？」松村真司・箕輪良行編集『コミュニケーションスキルトレーニング——患者満足度の向上と効果的な診療のために』医学書院

箕輪良行・佐藤純一（1999）『医療現場のコミュニケーション』医学書院

吉津紀久子ほか（2012）「がん医療において心理士に求められる役割について——大阪大学医学部附属病院心のケアチームの臨床実践データから」『心身医学』52, 405-412。

吉津紀久子ほか（2014）「がん医療において心理士に求められる介入のあり方について——大阪大学医学部附属病院心のケアチームの臨床実践データから」『心身医学』54, 274-283。

Bolger, N. et al. (1996) Close relationships and adjustment to a life crisis: The case of breast cancer. *Journal of Personality and Social Psychology*, 70, 283-294.

Edmonds, C. V. et al. (1999) Psychological responses to long-term group therapy: A randomized trial with metastatic breast cancer patients, *Psycho-Oncology*, 8, 74-91.

Fujimori, M. et al. (2007) Japanese cancer patient's communication style preferences when receiving bad news. *Psycho-Oncology*, 16, 617-625.

Ogawa, A. et al. (2010) Involvement of a psychiatric consultation service in a palliative care team at the Japanese Cancer Center Hospital. *Japanese Journal of Clinical Oncology*, 40, 1139-1146.

Ogden, J. (2007) *Health Psychology: A Textbook*, 4th ed. Open University Press.

Pitts, M. & Phillips, K. (eds.) (1998) *The Psychology of Health: An Introduction*, 2nd ed. Routledge.

Savage, R. & Armstrong, D. (1990) Effect of a general practitioner's consulting style on patients' satisfaction: A controlled study. *British Medical Journal*, 301, 968-970.

Spiegel, D. et al. (1989) Effect of psychosocial treatment on survival of patients with metastatic breast cancer. *Lancet*, 14, 888-891.

Spiegel, D. & Classen, C. (2000) *Group Therapy for Cancer Patients: A Research-Based Handbook of Psychosocial Care*. Basic Books.（朝倉隆司・田中祥子監訳／朝倉隆司ほか訳〔2003〕『がん患者と家族のためのサポートグループ』医学書院）

第14章　災害による健康リスクと支援

アメリカ国立子どもトラウマティックストレス・ネットワーク，アメリカ国立PTSDセンター／兵庫県こころのケアセンター訳（2009）「サイコロジカル・ファーストエイド実施の手引き　第2版」

http://www.j-hits.org/psychological/index/html

アメリカ国立子どもトラウマティックストレス・ネットワーク，アメリカ国立

PTSDセンター／兵庫県こころのケアセンター訳（2011）「サイコロジカル・リカバリー・スキル実施の手引き」
http://www.j-hits.org/spr/pdf/spr_complete.pdf#zoom=100

市川学ほか（2017）「災害時における保健医療支援活動プログラムとマネジメント」『国際P2M学会誌』12, 21-35。

関谷直也（2014）「東京電力福島第一原子力発電所事故における風評被害の課題」『農村経済研究』32, 36-47。

高橋晶・高橋祥友編（2015）『災害精神医学入門——災害に学び, 明日に備える』金剛出版

American Psychiatric Association（2013）*Diagnostic and Statistical Manual of Mental Disorders: DSM-5*, 5th ed. American Psychiatric Association.

American Psychological Association（2017）Clinical Practice Guideline for the Treatment of PTSD.
https://www.apa.org/images/ptsd_tcm7-220858.pdf

Bonanno, G. A.（2004）Loss, trauma, and human resilience: Have we underestimated the human capacity to thrive after extremely aversive events? *American Psychologist*, 59, 20-28.

Cao, C. et al.（2018）Patterns of posttraumatic stress disorder symptoms and posttraumatic growth in an epidemiological sample of Chinese earthquake survivors: A latent profile analysis. *Frontiers in Psychology*, 9, 1549.

Cao, X. et al.（2015）Patterns of DSM-5 posttraumatic stress disorder and depression symptoms in an epidemiological sample of Chinese earthquake survivors: A latent profile analysis. *Journal of Affective Disorders*, 186, 58-65.

Cary, C. E. & McMillen, J. C.（2012）The data behind the dissemination: A systematic review of trauma-focused cognitive behavioral therapy for use with children and youth. *Children and Youth Services Review*, 34, 748-757.

Fergusson, D. M. et al.（2014）Impact of a major disaster on the mental health of a well-studied cohort. *JAMA Psychiatry*, 71, 1025-1031.

Fernandez, A. et al.（2015）Flooding and mental health: A systematic mapping review. *PLoS ONE*, 10.

Galatzer-Levy, I. R. et al.（2018）Trajectories of resilience and dysfunction following potential trauma: A review and statistical evaluation. *Clinical Psychology Review*, 63, 41-55.

Hamblen, J. L. et al.（2019）A guide to guidelines for the treatment of posttraumatic stress disorder in adults: An update. *Psychotherapy*, 56, 359-373.

Kübler-Ross, E.（1973）*On Death and Dying*. Routledge.

Lundorff, M. et al.（2017）Prevalence of prolonged grief disorder in adult bereavement: A systematic review and meta-analysis. *Journal of Affective Disorders*, 212, 138-149.

Ma, Z. et al.（2019）Curvilinear relationship between disaster exposure and psychological growth: 10 years after the Wenchuan earthquake. *Psychiatry Re-*

search, 274, 280-286.

Maciejewski, P. K. et al. (2007) An empirical examination of the stage theory of grief. *JAMA*, 297, 716-723.

Math, S. B. et al. (2015) Disaster management: mental health perspective. *Indian Journal of Psychological Medicine*, 37, 261-271.

Morita, T. et al. (2017) Excess mortality due to indirect health effects of the 2011 triple disaster in Fukushima, Japan: A disaster observational study. *Journal of Epidemiology & Community Health*, 71, 974-980.

Murakami, M. et al. (2017) Additional risk of diabetes exceeds the increased risk of cancer caused by radiation exposure after the Fukushima disaster. *PLoS ONE*, 12.

Murakami, M. et al. (2018) New "loss of happy life expectancy" indicator and its use in risk comparison after Fukushima disaster. *Science of the Total Environment*, 615, 1527-1534.

North, C. S. & Pfefferbaum, B. (2013) Mental health response to community disasters: a systematic review. *JAMA*, 310, 507-518.

North, C. S. et al. (2015) The postdisaster prevalence of major depression relative to PTSD in survivors of the 9/11 attacks on the World Trade Center selected from affected workplaces. *Comprehensive Psychiatry*, 60, 119-125.

Shear, M. K. & Bloom, C. G. (2017) Complicated grief treatment: An evidence-based approach to grief therapy. *Journal of Rational-Emotive & Cognitive-Behavior Therapy*, 35, 6-25.

Sveen, J. et al. (2018) Trajectories of prolonged grief one to six years after a natural disaster. *PLoS ONE*, 13.

Tedeschi, R. G. & Calhoun, L. G. (1996) The posttraumatic growth inventory: Measuring the positive legacy of trauma. *Journal of Traumatic Stress*, 9, 455-471.

Zebrack, B. et al. (2015) The relationship between posttraumatic stress and posttraumatic growth among adolescent and young adult (AYA) cancer patients. *Psycho-Oncology*, 24, 162-168.

第15章 医療制度と心理職の社会的役割

赤林朗・大林雅之編著／家永登ほか著（2002）『ケースブック医療倫理』医学書院

厚生労働省（2007）『厚生労働白書 平成19年版』ぎょうせい

厚生労働省（2019）「健康寿命のあり方に関する有識者研究会 報告書」
https://www.mhlw.go.jp/content/10904750/000495323.pdf

白浜雅司（2001）「臨床倫理とは何か」『緩和医療学』3, 3-12。

中山和弘・岩本貴編（2012）『患者中心の意思決定支援——納得して決めるためのケア』中央法規出版

日本心理研修センター監修『公認心理師現任者講習会テキスト 2018年版』金剛出版

持留里奈・八代利香（2017）「医師が医療職および患者・家族との関係において直面する倫理的ジレンマ」『日本看護倫理学会誌』9，61-63。

八木亜紀子（2012）『相談援助職の記録の書き方——短時間で適切な内容を表現するテクニック』中央法規出版

Jonsen, A. R. et al. (2002) *Clinical Ethics : A Practical Approach to Ethical Dicisions in Clinical Medicine,* 5th ed. McGraw-Hill.（赤林朗ほか監訳〔2006〕『臨床倫理学——臨床医学における倫理的決定のための実践的なアプローチ』新興医学出版社）

事項索引

306

人名索引

◆ 編者紹介

島井 哲志（しまい さとし）
関西福祉科学大学心理科学部教授

長田 久雄（おさだ ひさお）
桜美林大学大学院特任教授

小玉 正博（こだま まさひろ）
筑波大学名誉教授

健康・医療心理学 入門
—— 健康なこころ・身体・社会づくり
Introduction to Health and Medical Psychology:
Healthy Mind, Body, and Society

有斐閣アルマ

2020 年 4 月 20 日　初版第 1 刷発行
2023 年 6 月 15 日　初版第 2 刷発行

編　者	島井 哲志 長田 久雄 小玉 正博
発 行 者	江草 貞治
発 行 所	株式会社 有斐閣

郵便番号 101-0051
東京都千代田区神田神保町 2-17
https://www.yuhikaku.co.jp/

印刷・大日本法令印刷株式会社／製本・大口製本印刷株式会社
©2020, Satoshi Shimai, Hisao Osada, Masahiro Kodama. Printed in Japan
落丁・乱丁本はお取替えいたします。

★定価はカバーに表示してあります。

ISBN 978-4-641-22142-0